하루 5분 얼굴 성형 운동

# 페이스
# 요가
# 바이블

다니엘 콜린스 지음
장슬기 옮김
피부과 전문의 현명기 감수

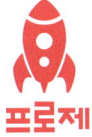

프로제

# 차례

들어가며 4

나와 피부 12

당신을 위한 페이스 요가 36

이마 78

눈 88

볼 96

입 106

턱 116

목 126

내면의 아름다움을 위하여 136

마치며 166

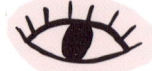
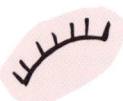
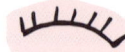

# 들어가며

이 책은 건강과 행복, 광채와 젊음을 보고 느끼는 실용적이고도 자연적인 방법을 소개한다. 처진 얼굴을 끌어올리고, 피부를 팽팽하고 매끄럽게 가꾸고, 얼굴 전체의 긴장을 풀어주고, 건강미를 향상시키도록 설계된 안면 운동과 마사지, 지압과 긴장 이완 기법을 총정리하여 제공한다. 또한, 페이스 요가를 하는 방법과 이유, 적절한 때를 알려 주고, 일상생활에서 페이스 요가를 수행하는 데 필요한 모든 수단을 제공할 것이다.

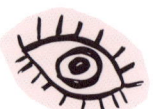

## 독자들에게

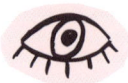

당신은 진정 최상의 모습을 보고 누릴 자격이 있다. 페이스 요가가 자신을 사랑하고 받아들이는 여정의 시작이자, 더 나은 모습과 기운을 주는 쉽고 효과적인 기법이 가득한 비책이 되길 바란다.

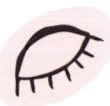

앞으로 각 장에서는 이 책을 일상에 가장 효과적으로 활용하는 방법, 페이스 요가 시행 방법, 페이스 요가의 효과를 높이는 건강한 생활 방식에 대해 배울 것이다.

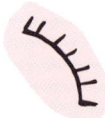

## 페이스 요가를 만나기까지

22번째 생일을 앞두고 몇 주 전부터 파티를 계획하고 있었다. 하지만 나는 당시 파티복을 입기는커녕 걸을 수조차 없었다. 정신이 혼미해지고, 몸에 기운이 빠지면서, 팔과 다리에 참을 수 없는 통증이 밀려왔다.

여러 차례 혈액 검사를 해본 결과, 나는 선열(림프선이 붓는 감염 질환)을 앓고 있었고, 바이러스 치료는 끝난 듯 했지만, 바이러스성 피로 증후군(PVFS) 혹은 만성 피로 증후군(CFS)으로 알려진 근육통 뇌척수염(ME)이라는 증상을 남겼다.

그 후 10개월 동안 증상은 더 악화되었다. 근육과 림프선이 너무 아파서 침대에서 화장실까지 걸어가는 것조차 힘들었다. 머릿속은 뿌연 안개가 덮인 듯했고 5분 이상 대화하는 것도 버거웠다.

직장을 그만두어야 했고, 운동도 해서는 안 됐다. 더 이상 나에게 사회생활은 존재하지 않았다. 내게 행복을 주던 모든 것을 포기한다는 기분은 마치 가족을 잃은 것과 같았다. 성격 역시 변했다. 평소보다 자신감이 떨어지고, 새로운 사람들을 만나기가 두려웠다.

병을 얻은 지 9개월 만에 근육통 뇌척수염 전문의를 만나게 되었다. 의사는 근육통 뇌척수염을 극복할 수 있는 치료법은 따로 없다고 했다. 하지만 점차적으로 활동을 늘리고 요가와 같은 자연 요법을 병행하면 어느 정도 안정을 찾을 수도 있다고 했다. 그날 이후 나는 더 이상 이렇게 살 수 없다고 결심하고 다시 건강을 회복할 수 있는 방법을 찾아 나섰다.

## 자연 치유법

처음에는 자연 건강 회복법과 근육통 뇌척수염에 관한 책, 논문, 잡지를 읽으며 시간을 보냈다. 점차 내 자신을 회복시키기 위해 생활 방식을 바꿔줄 활동계획을 짜기 시작했다.

매일 5분씩 요가를 했다. 그러면서 신경계를 안정시키고, 면역력을 끌어올리면서, 몸 안에 독소를 빼내는 올바른 호흡법을 발견했다. 점차 뇌 속에 안개가 걷히고 스트레스가 줄어들기 시작했다.

연구를 하면서 근육통 뇌척수염을 극복하려면 식단을 바꾸어야 한다는 사실을 알게 됐다. 설탕, 카페인, 술이 나의 면역체계를 손상시키고 비타민과 미네랄을 파괴한다는 사실을 발견했다.

## 새로운 시작

23번째 생일이 돌아올 즈음에는 건강상태가 좋아지기 시작했다. 근육통도 줄고, 머리도 맑아지고, 기력도 살아나면서 하루에 두어 시간씩 활동도 할 수 있었다. 이제 앞날을 생각해야 할 때가 된 것 같았다.

아프기 전에는 초등학교 선생님이 되고 싶었지만 지금은 다른 사람들에게 나의 근육통 뇌척수염 극복기를 전하는 것이 내 운명인가 싶다. 전문 이완 요법relaxation therapy 과정을 수료하기 위해 대학을 다니며, 요가 지도자와 영양치료사 훈련을 받고, 얼굴 마사지와 산후 요가 훈련, 인디언 헤드 마사지, 알렉산더 기법Alexander technique, 시아츠Shiatsu 마사지, 타이 요가 Thai Yoga 마사지 입문과정을 밟았다.

다시 일을 할 수 있을 만큼 건강해지면서 일주일에 한 번은 이완 요법을 강의하기 시작했다. 이후 개인별로 또는 그룹별로 요가, 건강법, 영양학을 가르치기 시작했다. 또한 근육통 뇌척수염을 겪고 있는 사람들을 지도하면서, 자체적으로 극복해온 방식으로 사람들을 도울 수 있다는 게 기뻤다. 그때, 우연히 페이스 요가를 발견했다.

# 나의 페이스 요가 방법

요가를 가르친 지 얼마 되지 않았을 때 수강생들이 수련결과에 얼마나 만족했는지 알게 되었고, 한 수강생이 한 말이 기억에 남았다. "제 얼굴이 제 몸과 어울렸으면 좋겠어요." 이 한 마디가 내 머릿속을 맴돌았다. 종종 왜 우리는 목 아래 요가 기술만 훈련해왔는지 의문이 들었다. 쇄골 위로도 너무나 많은 근육이 존재하고 하물며 이 근육들은 항시 눈에 보이는 부분인데!

## 세계로 뻗어가는 페이스 요가

이 책은 나의 훈련과 다년간의 연구가 합쳐져 탄생했다. 현재 영상물, 수업, 대학과정을 통해 전 세계 수백만 명의 사람들이 페이스 요가를 함께하고 있다.

전 세계를 다니며 페이스 요가를 가르치고, 라디오와 TV뿐만 아니라 여러 잡지와 신문을 통해 페이스 요가를 전파했다. 수많은 의뢰인에게 페이스 요가를 가르치는 것은 물론, 전 세계의 주요 브랜드들과 협업도 했다. 여기에 세계에서 가장 인기 있고, 오래 지속하고 있는 페이스 요가 강사 과정도 개설했다.

# 여정을 시작하며

처음 이 책을 쓰기 위해 자리에 앉았을 때, 책이 이해하기 쉽고 재미있었으면 좋겠다고 생각했다. 더불어 최근 연구와 전통 철학, 이 방법을 직접 해보고 평가해본 사람들의 경험을 한데 모아 설득력 있는 이야기를 하고 싶었다.

여기서 나누는 모든 이야기는 내 일상생활의 일부분이다. 제안하는 방법들은 나 역시 모두 실천하고 있는 것이다.

## 전체적인 생활 방식

나는 건강하면서, 아름다워지고, 웰빙을 실현할 수 있는 총제적인 접근법이 존재한다고 확신한다. 진정으로 감탄할 만한 피부를 갖고 싶다면 내면에서 무슨 일이 벌어지는지부터 피부에 무엇을 바르고 있는지, 무엇을 먹고 있는지 등 건강 상태 전반을 두루 살펴 볼 필요가 있다. 자신만의 페이스 요가 절차를 만들고 의식적으로 실시하면서 자신을 사랑하는 방식으로 삼았으면 좋겠다. 페이스 요가를 삶의 유용한 수단으로 만들어보자.

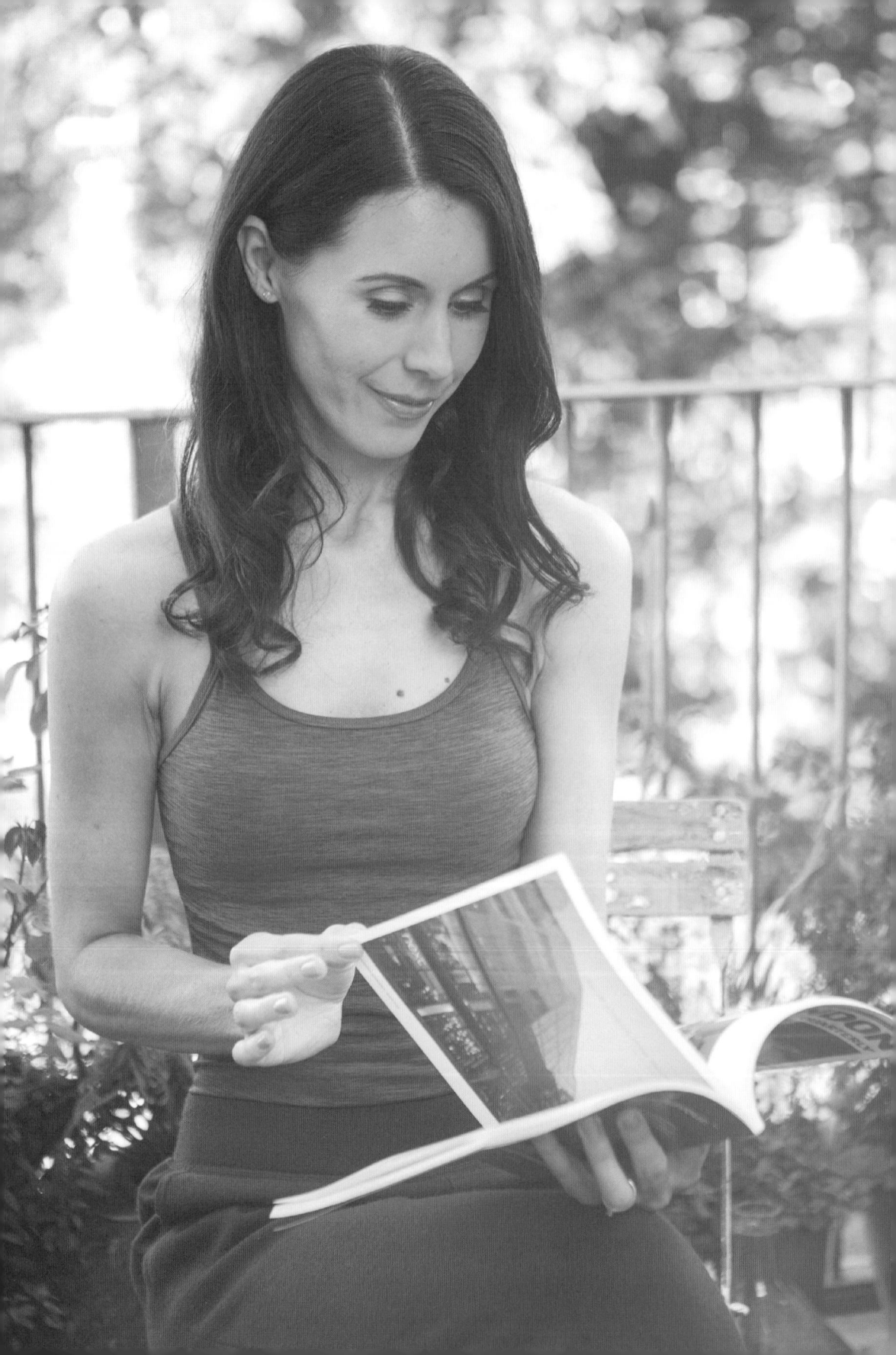

## 나이가 든다는 것

내가 열렬히 강조하는 것은 절대 "노화 방지"가 아니다. 페이스 요가가 주는 몇 가지의 주요 장점들을 사람들에게 쉽게 설명하기 위해 "노화 방지"라는 말을 쓰기도 한다. 늙는다는 자체는 부끄러워할 일이 아니다! 인생은 선물이며, 우리는 주어진 하루하루를 감사해야 한다. 매번 다가오는 생일은 자부심을 갖고 기쁘게 축하받을 일이다.

## 주름을 미워하지 말자

주름이나 피부에 처진 라인이 생기는 건 잘못이 아니다. 얼굴과 몸의 모든 부분은 나이가 들면서 변하기 마련이다. 내가 소개하는 방법은 스스로 선택하고, 행동하느냐에 따라서 주름을 예방하고 줄일 수 있는 방법이 될 것이다. 부디 자신의 얼굴을 미워하거나 걱정하지 말고, 사랑으로 다루길 바란다.

## 확언이 주는 힘

이 책을 보다보면 확언(가령 60쪽에 나오는 문구)을 발견하게 될 텐데, 그런 말들은 우리를 더 건강하고, 행복하고, 안정되게 만드는 아주 강력한 힘을 갖고 있다. 내면이 편해지면 그 기운이 얼굴 밖으로 나타난다. 확언은 언제나 "나는"으로 시작하고, 기분을 좋게 하는 데 도움이 되는 긍정적인 표현이다. 확언을 반복하면서 "말도 안 돼" 혹은 "나는 그렇게 안 돼"라는 생각이 들어도 걱정할 것 없다. 반복이 관건이다. 적어도 하루에 한 번은 하려고 노력해보자. 머지않아 그 말들은 그저 종이에 적힌 말이 아닐 것이다. 확언은 각각 세 번 반복해서 말하도록 하라.

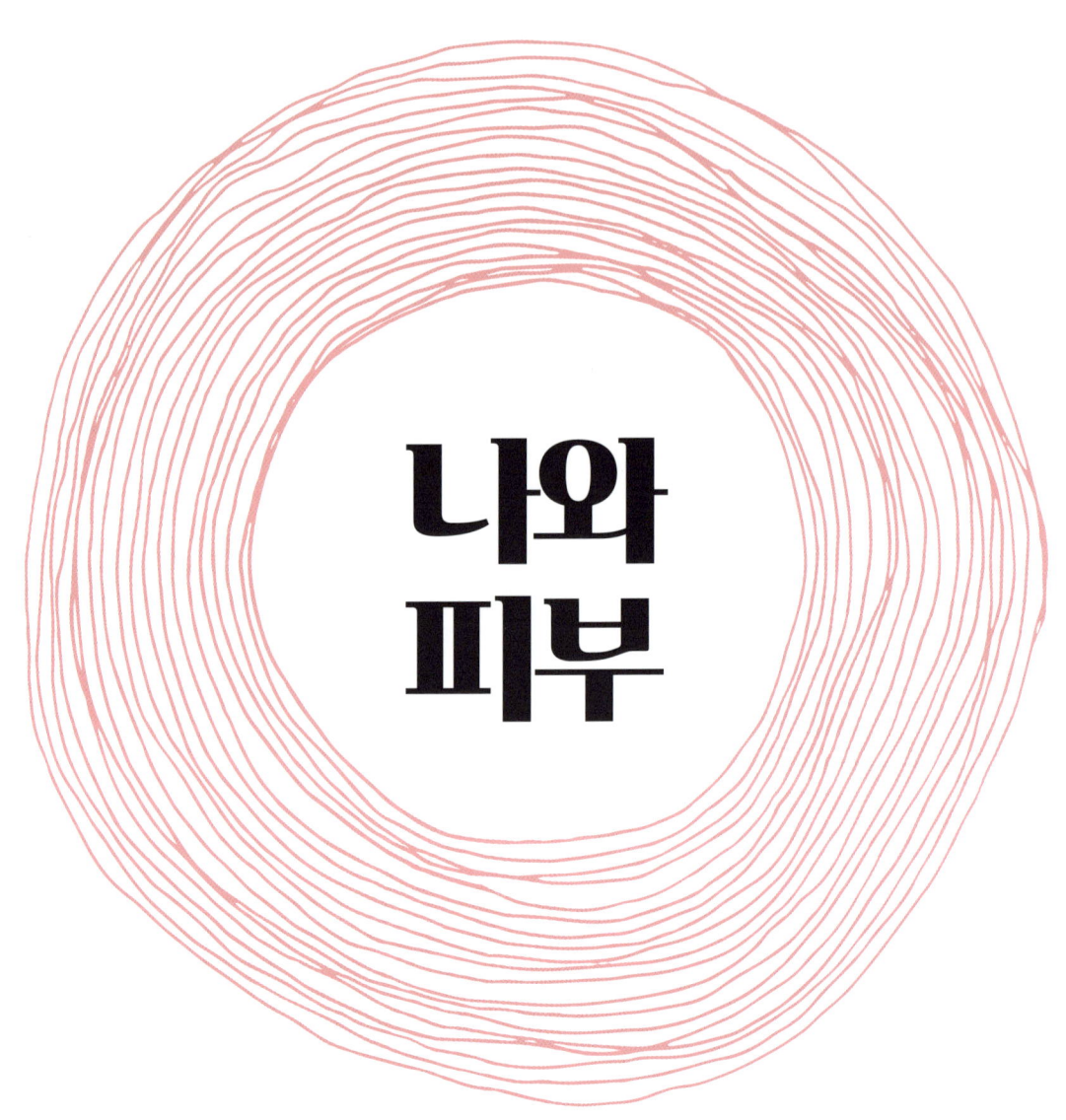

자신의 아름다운 얼굴을 이해하면
페이스 요가를 왜 해야 하고,
페이스 요가로 무엇을 바꿀 수 있는지
더 잘 이해할 수 있을 것이다.
근육, 뼈, 피부막에 관한 내용은
가장 알아보기 쉬운 신체부위,
즉 자신의 얼굴을 탐미하는
통찰을 가지는 것이다.

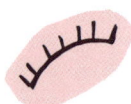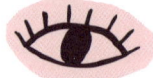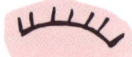

# 얼굴의 구조

## 피부

몸의 가장 큰 기관인 피부는 외부 요인으로부터 우리를 지키고, 피부 안에 근육과 뼈, 내장을 보호한다. 피부는 세 개의 층으로 이루어졌다.

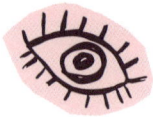

**1** 피부의 최상층인 표피epidermis는 외부 작용과 병원균으로부터 우리를 보호하고, 촉각을 느끼며 체온을 조절하는 방수벽을 형성한다. 표피는 네 가지 세포층으로 구성된다. 기저세포층stratum basale, 유극세포층stratum spinosum, 과립세포층 stratum granulosum, 각질세포층으로 나뉜다.

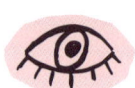

**2** 피부의 중간층인 진피dermis는 콜라겐과 엘라스틴 단백질을 포함하는 결합조직으로 이루어졌다. 진피에는 혈관, 림프관, 모낭, 분비선, 신경도 있다. 압력으로부터 우리를 보호하는 쿠션기능을 담당하고, 피부에 반동력과 탄력을 준다.

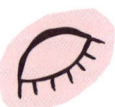

**3** 피부의 바닥층인 피하조직은 결합조직과 지방조직으로 이루어져 있다. 외상을 입지 않도록 보호하고 피부의 외부충격을 완화시키는 기능을 담당한다.

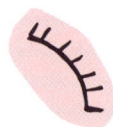

건강한 피부를 갖기 위해 가능한 한 피부가 하는 일에 많은 도움을 주어야 한다. 페이스 요가로 얼굴을 능숙하게 다루고 움직여서 혈액의 흐름을 원활하게 하고 자연적으로 각질이 벗겨지도록 할 것이다. 페이스 요가는 상층부에 피부를 정기적으로 벗겨낼 수 있도록 표피를 돕는다. 표피의 아래층이 차례로 새로운 세포를 생성하도록 촉진하여 피부가 밝아지고, 광채를 내며, 생기가 돌게끔 해준다. 매일 페이스 요가를 하게 되면 각 부위에 림프관이 개선되면서 부기가 빠지고, 일어난 살과 거친 피부결을 다듬어 진피를 돕는다.

피하조직에는 진피처럼 혈관과 신경이 있기 때문에 각 부위를 자극하면 표피가 활발히 순환할 수 있게 해준다. 그야말로 생기 넘치는 피부가 되는 것이다.

## 근육

얼굴과 머리, 목에는 귀와 혀를 포함한 57개의 근육이 있다. 얼굴 근육의 주기능은 우리가 표정을 지을 수 있게 해주는 것이다.

얼굴의 각 근육은 특정 기능을 담당하고 있기 때문에 각각 다르게 다루어야 한다. 어떤 근육은 강화시키고 끌어올려야 하고, 어떤 근육은 풀어주어야 하고, 어떤 근육은 편하게 다룰 수 있도록 단련해야 한다.

페이스 요가는 이 모든 방법을 동원해 근육에 놀라운 연결망을 형성해준다. 모든 근육이 붙어 있다는 사실이 중요한데, 끌어올리고 이완시킨 근육이 다른 근육을 올리고 지탱하거나 긴장을 풀어주기 때문이다.

## 뼈

얼굴과 머리에는 22개의 뼈가 있다. 이 뼈들은 얼굴과 뇌를 보호하고 지탱하는 기능을 한다. 페이스 요가는 뼈보다 근육과 피부를 더 많이 단련시킨다. 얼굴뼈 일부는 나이가 들면서 밀도와 굵기가 자연스럽게 줄어들기 때문에 위축되고 변형되는 뼈와 균형을 맞추기 위해 근육과 피부를 단련하여 얼굴을 지탱하고 끌어올리는 것이 무엇보다 중요하다. 뼈와 근육은 붙어 있기 때문에 근육을 강화시키고 단련하면 뼈를 지탱하는 데 도움이 된다. 운동이 부족하면 나이가 들면서 뼈가 약해진다는 사실도 증명되었다. 그래서 운동을 꾸준히 늘려 가면 뼈를 튼튼하게 유지하는 데 도움이 된다.

# 얼굴이
# 노화되는 이유

우리의 얼굴은 여러 가지 이유로 노화된다. 지금부터 피부의 내부 요인과 외부 요인이 피부에 어떤 영향을 미치고 어떻게 노화를 앞당기는지 알아보기로 한다.

## 날씨

햇빛에 노출되는 것은 피부가 노화되는 가장 큰 원인이다. 자외선 노출이 얼굴에 노화를 일으키는 주범이라는 것은 거의 모든 피부 전문가들이 인정한 사실이다. 연구에 따르면 창문을 통해서 들어오든 흐린 날이든 간에 자외선은 늘어진 피부, 주름살, 색소 침착(주근깨)의 원인이 된다는 것이 밝혀졌다.

극한의 날씨 역시 피부를 노화시킬 수 있다. 습도가 낮고 차가운 바람이 많이 부는 환경에 노출되면 피부가 건조해지는데, 그로 인해 피부의 피지 분비량이 줄고 주름살이 더 두드러질 수 있다. 기후가 건조하고 습도가 부족한 상태에서는 피부가 건조해지고 각질이 일어나면서 죽은 세포가 피부에 축적될 수 있다는 것이다.

## 생활 방식

### 설탕

안 좋은 소식을 전하게 되어 유감이지만, 설탕은 피부에 가장 큰 적이다. 우리 몸의 염증은 혈당치가 상승할 때 발생하는데, 이때 콜라겐과 엘라스틴이 손상되면서 피부를 처지게 만든다. 게다가 염증은 피부의 자국을 남기고 잡티를 악화시킨다. 설탕은 당화반응 glycation 을 일으키는 과정에서 피부의 콜라겐에 영구적으로 결합하여 피부를 뻣뻣하고 신축성 없게 만든다. 우리의 얼굴을 더 빨리 늙게 만드는 주범이다.

설탕을 많이 섭취하고 있다면, 페이스 요가의 효과를 최대한 보기 위해 설탕 섭취량을 줄이는 것이 무엇보다 중요하다. 모든 식품의 성분표를 확인하여 설탕 또는 설탕 파생물을 첨가했는지 알아보라.

### 흡연

흡연은 피부에 엄청난 손상을 입히고 흡연자의 피부는 더 빨리 늙는다는 사실이 증명되었다. 여기에는 몇 가지 이유가 있다. 첫째, 입술을 오므리는 동작을 반복해 입 주위에 주름이 잡힌다. 둘째, 흡연은 피부의 산소 공급을 방해하고 영양소를 파괴해 활성산소 free radica 가 손상을 일으킨다. 셋째, 담배에 함유된 화학 물질은 피부의 콜라겐과 엘라스틴을 파괴시켜 피부를 늘어뜨리고 주름지게 만든다.

## 알코올과 카페인

술, 커피, 차를 비롯해 카페인 음료는 우리의 몸에 수분이 머물지 못하도록 이뇨작용을 일으키기 때문에 피부를 노화시킬 수 있다. 즉, 피부가 건조해지고 탈수되어 노화가 더 빨리 진행되는 것이다.

또한 코르티솔cortisol 호르몬을 증가시켜 피부의 콜라겐을 손상시킬 수 있다. 카페인과 술은 수면에도 영향을 미쳐 밤사이 피부가 재생하고 회복하는 시간을 줄인다. 카페인은 혈관을 좁히면서 피부에 황산화제antioxidants와 영양소 전달을 방해한다. 카페인과 알코올은 대부분 산성이라 피부의 피지 분비에 영향을 주고 잠재적으로 여드름과 염증성 피부를 만드는 환경을 조장한다.

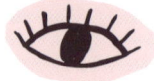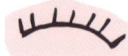

## 신체의 변화

### 콜라겐

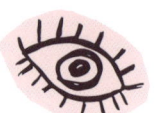

콜라겐은 인체에 가장 풍부한 단백질로 진피(피부 중간층)의 결합조직뿐만 아니라 다른 조직과 뼈에도 존재한다. 콜라겐은 신축성을 만들어내며 몸에 내구력과 지지력, 조직력을 담당한다.

몸의 콜라겐 생산량은 연령에 따라 감소하고(20대 초반부터 매년 약 1%씩 감소하는 것으로 추정된다) 콜라겐의 질 역시 떨어진다. 이렇게 자연적으로 생산량과 질이 떨어지는 현상은 장시간 햇빛 노출, 스트레스, 안 좋은 식습관, 흡연, 호르몬 변화, 환경 요인에 의해 정도가 심해진다.

### 엘라스틴

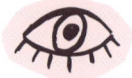

콜라겐이 피부에 견고함과 힘을 실어준다면 단백질 엘라스틴은 피부에 탄력을 준다. 나이를 먹을수록 엘라스틴 생산량이 줄어들면서 가죽만 남은 외관과 힘없고 탄력 없는 피부만 남게 된다. 피부는 고무줄처럼 계속해서 늘어지고 곧이어 탄력을 잃는다.

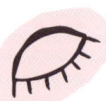

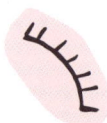

## 근육

얼굴 근육은 피부를 잡아주고 채워주며 힘을 준다. 근육은 나이가 들수록 탄력을 잃고 크기가 줄어든다. 중력은 근육을 잡아당기고 위축시켜서 늘어지게 만들고 근육을 덮고 있는 피부를 느슨하게 만든다. 근섬유 역시 줄어들기 시작한다. 얼굴의 근육 조직은 나이가 들면서 점점 회복 속도가 떨어진다.

## 지방

얼굴 지방은 나이가 들면서 변한다. 어떤 부위는 줄어들어 앙상해지기 시작하고, 어떤 부위는 지방층이 처지기 시작하고, 또 어떤 부위는 지방이 쌓인다. 지방이 빠지는 볼과 눈두덩이 같은 부위는 얼굴을 수척하고 늙어 보이게 하고, 지방이 쌓이는 턱 주변에는 이중턱이 생긴다.

## 뼈

나이를 먹을수록 뼈가 수축하고 골밀도가 떨어지는 조짐이 보인다면 우리의 얼굴 구조가 바뀔 수 있다. 뼈는 칼슘과 다른 미네랄을 잃고 그 결과 지탱하는 힘이 약해진다.

### 세포 전환 속도

콜라겐과 엘라스틴 감소로 인해 나이를 먹을수록 세포의 전환 속도가 느려진다. 세포 전환 속도는 건강한 새 피부 세포가 만들어지는 속도와 피부 하단의 세포가 피부 상단으로 이동하는 속도를 말한다. 이 속도가 떨어지면 피부가 칙칙하고 건조하고 거칠어지며 잡티가 생기기도 한다.

### 수분 부족

노화가 진행되는 동안 피부 세포의 파괴로 인해 피부각질층에 자연스럽게 수분이 빠지면서 표피와 진피가 얇아진다.

또한 피부에 히알루론산(HA)과 같은 글리코사미노클리칸(GAG) 성분도 줄어든다. 피부는 세포 내에 수분을 유지하기 위해 히알루론산을 만드는데, 이 다당류는 수분과 양질의 콜라겐을 공급하고 관절에 윤활제 역할을 하는 것으로 밝혀졌다. 이 수치는 40대부터 떨어지기 시작하고 마찬가지로 호르몬 변화로 인해 천연 피지 분비량이 감소하면서 피부가 더 건조해 보이고 주름이 더 뚜렷이 보이게 한다.

### 호르몬

호르몬은 위에 언급한 모든 변화에 단단히 한몫한다. 코르티솔이나 아드레날린과 같은 스트레스 호르몬은 피부에 안 좋은 영향을 주고, 콜라겐을 파괴하며 림프관 순환을 더디게 하는 등 모든 피부문제의 원인을 제공한다.

## 표정

표정은 말을 비롯해 비언어적 의사소통, 생각, 감정뿐만 아니라 햇빛에 눈을 가늘게 뜨는 습관과도 관계가 있다. 계속 반복적으로 짓는 표정은 나이가 들수록 점점 더 깊은 주름으로 자리를 잡는다. 이때 피부에 '반동력'이 떨어지고, 주름과 처진 라인이 생기기 시작한다. 이런 현상을 피하는 한 가지 방법은 현재의 주름을 줄이고 새로운 주름이 형성되는 것을 막기 위해 매일 페이스 요가를 하는 것이다.

## 수면 자세

수면은 좋은 피부를 만들기 위한 필수요인이지만 잘못된 수면 자세는 피부의 주름을 만든다. 특히 매일 밤 같은 방향으로 잠을 자면 반복적인 주름이 잡히기 때문에 얼굴과 목에 주름이 생길 수 있다. 가능한 한 등을 대고 자거나 자세를 자주 바꿔주자.

## 핸드폰 보는 시간

핸드폰을 보는 자세는 얼굴에 노화를 일으키는 주요 원인 중 하나다. 화면을 보기 위해 앞으로 숙이는 자세가 목에 주름을 유발하고 하루에 많은 시간 핸드폰을 사용한다면 피부를 노화시킬 수 있다.

## 스트레스와 부정적 감정

우리 몸은 압박을 받으면 "싸움모드 또는 도피모드"로 들어간다. 어떠한 위험이 닥쳤을 때 몸과 마음이 본능적으로 대응하는 방식이다. 이때 몸은 마치 생명에 위협받는 상황에 놓인 듯이 반응한다. 이러한 만성 스트레스는 모든 시스템과 장기를 지치게 만들고 몸과 마음에 파괴적인 영향을 줄 수 있다.

게다가 콜라겐과 엘라스틴을 파괴하고, 수분을 빼앗기며, 스트레스 받은 표정을 짓게 하고, 근육이 약해지며, 혈액 순환과 림프액 분비를 방해하고, 세포의 전환 속도가 더뎌지면서 얼굴을 상하게 한다.

슬픔, 비탄, 걱정, 분노와 같은 부정적인 감정들은 얼굴에 드러난다. 내부에서 일어나는 부정적인 감정을 감추기란 쉽지 않다. 스트레스가 신체적으로 얼굴을 노화시키는 논리와 마찬가지로 스트레스에 해당하는 생각과 감정도 여러 형태로 나타날 수 있다.

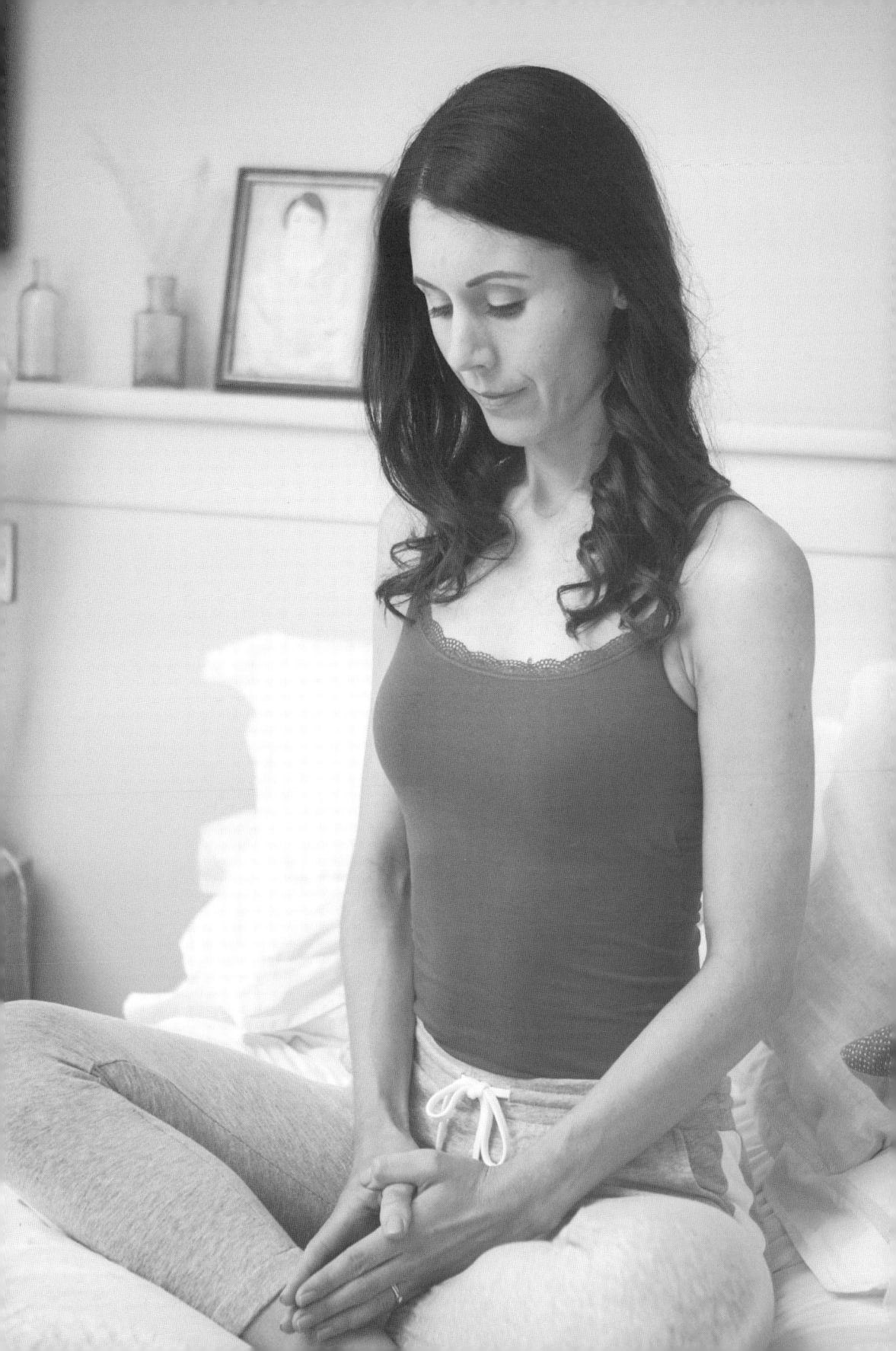

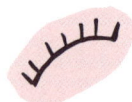
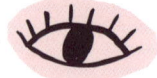
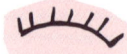

# 스킨케어

스킨케어는 건강한 얼굴과 페이스 요가로 최상의 효과를 얻기 위해 반드시 해야 한다. 매일 체계적인 스킨케어로 피부를 돌보지 않는 한, 피부는 스스로 보호하고, 재생하고, 회복할 수 있는 최대한의 능력치를 발휘할 수 없다. 기본적인 스킨케어 절차를 설계하기 위해 여러분에게 강력히 권하는 5가지 중요한 단계가 있다.

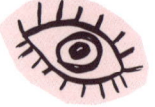

### 1. 세안

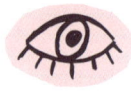

매일 저녁 피부를 깨끗하게 세안하는 것은 피부에 건강한 빛을 내기 위한 필수 단계이며, 페이스 요가로 피부가 맑아지는 효과를 볼 수 있도록 돕는다. 저녁 세안은 피부의 노폐물, 과도한 피지, 오염물을 제거하는 데 도움이 되며, 밤사이 재생력과 회복력을 높이는 데 결정적인 역할을 한다. 다음날 피부에 노폐물이 남아 있으면, 그로 인해 모공이 막힐 수 있다. 이 노폐물들은 한번 모공에 자리를 잡으면 좀처럼 다시 나오려 하질 않는다.

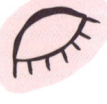

게다가, 저녁에 세안하지 않으면 피부가 자연적으로 각질을 벗겨 내지 못하고, 산소를 빼앗겨 피부가 칙칙해질 수 있다.

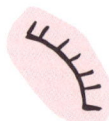

나는 오랜 시간 동안 극심한 여드름으로 고생했다. 14살에 얼굴과 목, 등, 팔은 여드름으로 덮여 있었다. 의사에게 여러 약을 처방 받았는데, 그중 하나가 너무 강력한 치료제여서 당시 파란 침대 커버가 약 성분에 의해 하얗게 탈색될 정도였다! 이때 생긴 자국들은 긴 시간동안 나를 괴롭혔다. 그러다가 20대 초반에 페이스 요가를 알게 되면서 여드름이 줄어가기 시작했다. 그렇게 매년 삶에 더 건강한 생활 방식을 접목시키자 여드름은 조금씩 더 사라져갔다. 그러나 30대 초중반에도 생리 일주일 전이면 어김없이 두세 군데 큰 트러블이 생겼고, 이때 남은 자국은 없어지기까지 꼬박 한 달이 걸렸다. 이를 없애기 위해서는 페이스 요가, 영양 공급, 생활 방식 삼박자를 고루 갖추는 것이 중요했다.

아침 세안파는 두 가지 관점을 가지고 있다. 어떤 이들은 천연 유분을 걷어낼 수 있다고 여기며 차가운 물로 얼굴을 튀기는 정도를 선호한다.

또 어떤 사람들은 밤에 쌓이는 죽은 피부 세포와 피지를 닦아내기 위해 아침에 세안한다고 한다.

자신에게 맞는 세안 방법을 찾으면 된다. 오일 클렌저, 크림 클렌저, 미셀라micellar 클렌징 워터, 클렌징 폼 중에 선택할 수 있다. 어떤 제품을 선택하든 매일 저녁에(원한다면 아침에) 세안하여 피부에 아름다운 광채가 날 수 있도록 최상의 재생 환경과 회복 기회를 주자.

**조언**: 유기농 혹은 주로 천연 성분에서 추출하고, 동물 테스트를 거치지 않는 제품을 선택하는 것이 피부에 더 이롭고, 친환경적이며, 윤리적이다.

## 2. 토너

매일 세안을 한 직후, 그리고 수분 크림을 바르기 직전에 토너나 수분 보충 미스트를 사용할 것을 적극 추천한다. 지성 또는 여드름성 피부에게 토너는 피부에 남아 있는 유분과 피지를 제거해주고, 트러블을 일으킬 수 있는 외부 먼지의 침투를 막고, 피지가 과하지 않게 모공을 닫아준다.

화장을 하거나 선크림을 바르는 사람이라면, 토너로 피부와 모공을 말끔하게 닦아 마지막 남은 노폐물까지 제거하여 밤사이 피부를 제대로 재생시키고 생기를 되찾을 수 있다. 중요한 건 자신의 얼굴에 맞는 토너를 고르는 것이다. 피부 타입에 따라 맞는 토너가 따로 있다.

피부 타입에 관계없이 알코올이 없는 토너를 쓰길 권장한다. 절대 자극적이거나 강한 제품을 사용해서는 안 되며, 항상 피부 본연의 pH 수치에 균형을 맞추는 것을 목표로 삼아야 한다.

**조언**: 유기농 화장솜을 사용해 토너나 수분 미스트를 발라준다. 얼굴의 위쪽, 바깥쪽 방향으로 부드럽게 쓸어 넘긴다.

## 3. 보습

세안 후 토너를 바르고 나면 다음은 수분을 보충한다. 모든 피부 타입에 적합한 유기농 보습 세럼에는 피부에 새 세포를 자연히 생성시키고, 수분을 공급하며, 피부를 매끄럽게 가꾸어주는 예방용 식물성 오일이 가득하다. 이러한 세럼은 자체만으로도 효과가 좋지만 보습 크림과 히알루론산이 포함된 제품들과 겹쳐 바를 수 있다. 시중의 많은 세럼은 보습 크림과 겹쳐 바를 수 있도록 만들어져 있다.

보습 크림은 우리가 가장 일반적으로 사용하는 수분 보충제이지만, 파라벤parabens, 화학물질, 증량제fillers, 황산염sulphates, 프탈레이트phthalate, 실리콘silicones, 알코올이 없는 제품으로 잘 따져보고 쓰길 권장한다. 덧붙여, 크림은 너무 두껍게 바를 필요가 없다. 두껍게 바른 크림은 단지 피부 맨 위에 놓일 뿐이다.

끌어올리는 듯한 동작으로 쇄골라인부터 이마 끝까지 세럼과 보습제를 발라준다. 그런 다음 손가락으로 톡톡 두드려서 제품을 피부 깊숙이 흡수시킨다.

조언: 목 옆면과 뒷부분에도 반드시 보습제를 발라주고, 활성산소free radical가 입힌 손상을 회복하고 보호하기 위해 제품에 황산화제antioxidants가 충분히 들어있는지 꼭 확인한다.

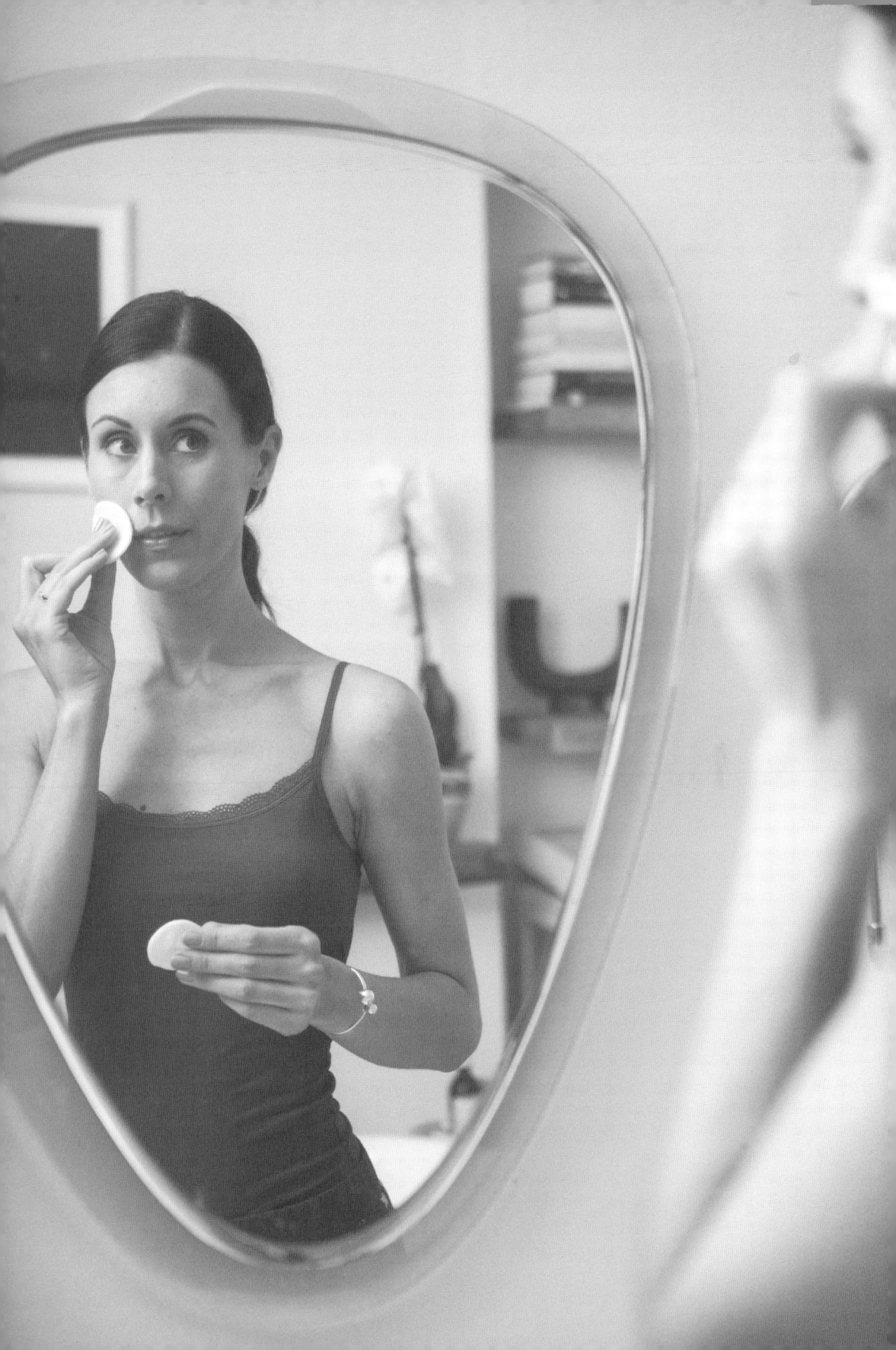

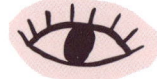
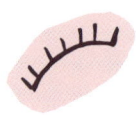
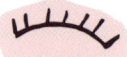

## 4. 각질 제거

윤기 나는 피부를 원한다면 얼굴 각질 제거는 필수다. 나이가 들수록 세포 전환 속도와 죽은 피부 세포를 벗겨내는 기능이 저하되면서 피부가 건조하고 칙칙하고 거칠어지며, 모공이 늘어나고 막힌다. 죽은 피부 세포와 화장품 잔재, 외부 먼지가 쌓이면서 여드름과 잡티가 생기고 주름과 처진 라인이 더 두드러져 보인다. 부드럽게 각질 제거를 하여 피부 위층을 벗겨내면 피부가 더 밝고 매끈해지며, 한층 젊어 보일 수 있다.

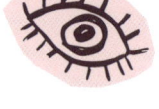

각질을 제거하는 방식은 피부 타입, 횟수, 비용에 따라 상당히 다르다. 과일 효소를 이용해 화학적으로 제거하거나, 피부에 흡수시켜 세포 전환 능력을 높이고 가볍게 각질을 벗겨내거나, 또는 얼굴용 스크럽제를 이용해 피부 겉면을 긁어내는 물리적인 방식으로 제거할 수 있다. 각질은 과도하게 제거하지 않는 것이 중요하다. 보통 일주일에 한 번에서 세 번까지가 가장 적당하다.

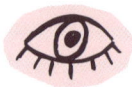

**조언:** 여드름, 빨간 코rosacea, 습진과 같은 염증성 피부 질환이 있는 경우, 피부과 전문의와 상담하여 최적의 각질 제거 방법을 찾도록 하자.

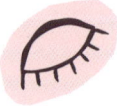

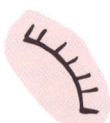

태양빛으로부터 피부를 보호하고, 피부의 노화와 일광화상을 막기 위해 햇빛을 피하는 것과 비타민 D를 얻기 위해 햇빛을 받는 것 사이에 균형을 찾는 과정에서 내가 효과를 본 방법은 매일 얼굴에 SPF 30 선크림을 바르는 것이다(화장하는 날에는 선크림 위에 SPF 20 미네랄 파운데이션을 바른다). 화창한 날에는 선글라스와 모자를 쓰고 손에 항상 SPF 30 선크림을 바른다.

영국에서는 여름철에 선크림을 바르지 않고 팔과 다리를 10~20분 동안 햇빛에 노출한 다음 SPF 선크림을 온몸에 바르거나 햇볕을 쬐지 않는다. 겨울에는 추운 기온 때문에 햇빛에 피부를 노출하기가 더 어렵다. 그래서 비타민 D를 함유한 멀티 비타민을 섭취하고 비타민 D가 풍부한 음식도 챙겨먹는다. 나에게 효과가 있다고 모든 사람에게 효과가 있는 것은 아니기 때문에 자신만의 효과적인 방식을 찾아보자.

## 5. 선크림

이 책의 피부 관리법 중 딱 한 가지를 골라야 한다면, 바로 매일 SPF 선크림 바르기다. 반드시 스킨케어 절차에 포함시키자. 선크림은 태양빛에 의한 피부 손상을 예방하는 데 반드시 필요하다.

SPF 지수는 SPF 30 이상이어야 한다. SPF 15와 SPF 30의 차이는 SPF 30과 SPF 50의 차이보다 훨씬 크다. 그래서 잘 맞는 브랜드를 선정한다면 30, 40, 50 중에 어떤 것을 선택해도 크게 상관없다.

날씨와 상관없이 매일 선크림을 바르자. 운전을 하거나 창가에 앉아 있을 때도 피부를 노화시키는 장파장 자외선 UVA은 구름과 창문마저 관통하기 때문에 자외선 차단제를 꼭 발라 주어야 한다.

햇빛에 노출하는 것과 비타민 D에 관해 간략한 지침이 있다. 태양은 가장 좋은 비타민 D 공급원이다. 그래서 태양의 그을리는 광선과 노화시키는 광선으로부터 피부를 보호하는 것과 매일 비타민 D를 공급받는 것 사이에서 균형을 잡기가 쉽지 않다. 노화의 측면에서는, 피부에 젊음을 유지하려면 햇빛 노출을 최대한 줄이는 게 최선의 선택이지만, 건강 측면에서는 어느 정도 노출이 필요하다.

비타민 D는 음식을 통해 얻을 수 있고, 주의해서 복용해야겠지만 비타민 D 보충제를 먹는 것도 섭취량을 늘리는 방법으로 참고해 볼 만하다. 비타민 D가 풍부한 음식으로는 기름기 많은 생선, 계란, 일부 고기, 대구 간유가 있다. 식물성 음식을 찾는다면, 햇빛이 잘 드는 창가에 보관한 버섯과 비타민 D를 첨가한 우유나 우유 대체식품 그리고 비타민 D를 첨가한 오렌지

주스도 있다는 사실을 참고하자.

**조언:** 세럼, 보습제, 메이크업 제품에 포함된 SPF 기능에 의존하지 않는다. 이러한 제품들은 보호 수준의 기능은 하지만, 자외선 차단제와 같은 수준의 보호 기능은 하지 못한다. 그러니 SPF는 세럼과 보습제 위에, 그리고 메이크업 전에 바른다. 하루도 빠짐없이.

# 당신을 위한 페이스 요가

## 페이스 요가는 어떤 원리인가?

이 책에서는 얼굴 운동, 얼굴 마사지, 얼굴 지압, 얼굴 이완법, 생활 방식 이렇게 다섯 가지 측면을 주로 다룬다. 이 장에서는 각각의 방식이 중요한 이유를 설명한다.

# 과학적으로 검증된 페이스 요가

페이스 요가를 연구하고 완성하기까지 상당한 시간이 걸렸다. 인도, 중국, 일본 등 동양에서 수천 년간 전해온 기법들까지 꼼꼼히 조사했다. 동양의 얼굴 운동, 얼굴 마사지, 지압법, 생활 방식은 얼굴을 비롯해 몸과 마음을 건강하고 젊게 만드는 하나의 기법으로 세대를 거쳐 전해왔다. 더불어 얼굴 근육과 피부, 뼈를 면밀히 살피면서 왜 얼굴이 노화되는지, 우리는 무엇을 할 수 있는지 역시 샅샅이 조사했다. 특히 현대 연구 결과는 나의 방법론에도 중요한 역할을 한다. 최근 수많은 연구들이 내가 페이스 요가를 개발하며 도출한 긍정적인 결과를 입증하고 있다. 이 책을 보다보면 동양의 전통 기법과 서양의 새로운 연구 결과와 철학을 어떻게 융합했는지 알게 될 것이다.

## 얼굴 운동

우리는 모두 운동이 몸에 어떤 이점을 주는지 알고 있다. 나이와 상관없이 아는 사람 중에 몸을 위해 꾸준히 집중적으로 특정 운동을 하는 사람을 생각해보자. 그들의 복부, 팔, 하체 또는 다리가 어떻게 보이는가. 그들의 모습만으로도 우리는 운동이 근육에 어떤 효과를 주는지 단번에 알 수 있다.

페이스 요가는, 얼굴 운동도 마찬가지로 근육을 이완하고 근육의 긴장과 압박을 푸는 데 중점을 둔다. 근육으로 흐르는 혈류를 왕성하게 해주기도 하고, 의식적으로 근육에 긴장을 풀기 위해 마음을 훈련하기도 한다. 어떤 근육은 강화시키고 끌어올려야 하고, 어떤 근육은 풀어줘야 한다. 그래서 이 두 기능은 얼굴 운동을 이해함에 있어 중요하다.

얼굴 근육은 몸의 근육과 구성이 조금 다르다. 몸의 근육은 대체로 뼈에 의해 조절되는 반면 얼굴 근육은 전부 뼈나 피부에 붙어 있고 대부분 안면신경에 의해 조절된다. 그래서 우리가 표정을 지을 수 있는 것이다. 그러므로 얼굴 근육은 몸의 근육과 조금 다르게 접근해야 한다. 이 프로그램에서 어떤 기법은 탄력을 주고, 어떤 기법은 긴장을 풀어 주는 이유가 이 때문이다. 몸 근육과 얼굴 근육은 차이가 있긴 하지만, 어떤 의미로 원칙은 같다. 일체 운동하지 않고 하루하루 고정적인 생활에만 의존하다 보면, 몸의 어지간한 근육은 약해지고 탄력을 잃기 마련이다.

얼굴도 마찬가지다. 우리가 말하고, 표정 짓고, 먹을 때만 움직이다 보면, 얼굴을 통제하지 못하거나, 대개 얼굴에 스트레스와 긴장이 자리를 잡는다. 그리고 모든 피부층과 근육을 하나의 단위로 단련하고 이완하지 않으면, 피부는 더 느슨해지고 축 처진다.

가장 최근이자 가장 중요한 연구 중 하나가 2018년 1월 미국 노스웨스턴 대학교에서 이행되었다. 참가자들은 30분씩 페이스 요가를 하기 시작했다. 대체로 얼굴 운동을 하면서 20주 동안 피부과 의료 전문가들에게 피부 측정을 받았다. 매일 하는 참가자의 경우 20주 동안 거의 3살이나 어려진 결과를 보였다.

대부분 미적인 효과 혹은 웰빙을 목적으로 페이스 요가를 시도하지만, 뇌성마비 협회 **Palsy Association**와 뇌졸중 협회 **Stroke Association**와 같은 단체

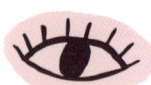
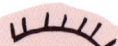

에서 재활치료를 목적으로 페이스 요가를 추천하기 시작했다. 얼굴에 힘을 되찾아주고, 균형을 잡아주며, 피부와 근육의 혈류를 개선하는데, 이는 얼굴 운동이 효과를 주기 때문이다. 노인을 위한 얼굴 운동에 초점을 둔 중요한 연구가 있었다. 얼굴 운동이 노인들의 정신 건강, 얼굴 표정, 혀 근육을 개선하는 데 효과적이고, 유용한 치료 양상이 나타날 수 있다는 결론이 났다.

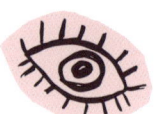

이 점에 유의해 재활을 목적으로 페이스 요가를 하고자 한다면 의사와 상담 후 진행하도록 하자.

## 얼굴 마사지

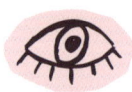

얼굴 마사지는 페이스 요가에서 중요한 역할을 한다. 양손을 써서 피부와 근육을 부드럽게 자극하고 능숙하게 다룰 수 있게 해준다. 게다가 얼굴 마사지는 기분을 좋게 해주고 빛나는 피부를 선사한다.

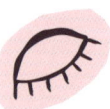

얼굴 마사지는 기원전 3세기부터 전해져 오면서, 그 효과를 익히 알리고, 입증해 왔다. 이 기법은 림프관의 순환을 돕는다. 즉, 얼굴에 정체된 림프액을 뚫어주는 것이다.

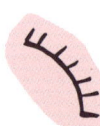

얼굴 마사지는 눈 밑에 지방과 얼굴 부기를 빼준다. 한 연구에 따르면 얼굴 마사지로 피부에 "미니 주름살 제거 수술"을 한 듯한 효과를 줄 수 있다고 한다. 또 다른 연구에서는 얼굴에 림프관은 분비물을 손수 배출시키지 않으면, 피부가 처지기 쉽다고 발표했다.

> "제 몸과 얼굴이 어울리지 않아요." 꾸준히 몸을 단련하는 사람들에게 듣는 가장 흔한 말 중 하나다. 그들에게 몸을 단련하는 만큼 얼굴 운동도 해주는지 물으면, 대개 "생각이 번뜩이는 순간"을 경험한다. 이런 경우를 정말 많이 봐왔다. 그들은 몸에는 시간을 들여 운동과 마사지를 하고 휴식을 취하는 만큼 얼굴에도 공을 들여야 한다는 이치를 깨닫는다.

얼굴 마사지는 피부와 근육 속 혈액의 흐름을 활성화시키고, 더 건강하고 활기차 보이게 해주면서, 장기적으로 혈액 순환을 원활하게 만드는 데 효과적이다.

얼굴 마사지는 마음을 더 차분하게 해주고 더 많은 만족감을 느낄 수 있도록 해준다. 또한 얼굴에 스트레스를 낮추고 더 기운차고 편안해 보일 수 있게 해준다. 이 두 가지는 노화방지 측면에서 가장 중요한 기능을 한다.

빨간 코나 습진이 있는 염증성 피부를 가지고 있다면, 얼굴 마사지를 하는 게 괴로울 수 있고, 심지어 피부를 악화시킬 수 있다. 의학적 조언이 필요할 뿐만 아니라, 아니다 싶으면 하지 않는 상식선에서 생각하는 태도가 중요하다.

몇몇 연구에서는 마사지가 피부제품의 피부 침투율을 증가시킨다고 제안한다. 그래서 자신의 스킨케어 순서를 따르는 동안 제품을 바르면서 마사지를 병행하면 최대 효과를 볼 수 있을 것이다.

## 얼굴 지압

지압은 손끝으로 얼굴과 몸의 특정 지점에 압력을 가하는 기술이다. 이 기법은 아시아에서 시작되어 5,000년 이상 전통 한의학, 아유르베다(인도 의학), 일본 시아츠에서 중요한 비중을 차지하고 있다.

동양의 관점에서 몸의 주요 지점을 자극하면 "미세 에너지" 또는 "생기"의 균형을 맞추는 데 도움이 된다고 한다. 이 에너지는 측정하기는 어렵지만 개인이 분명히 감지하고 경험할 수 있는 것이다. 이 에너지가 원활하게 흐를 때 우리는 최적의 건강 상태를 눈으로 보고 느끼며 몸과 마음에 균형이 잡히고 평온해진다.

서양 의학의 관점에서 지압은 긴장을 풀어주고, 통증을 경감시키고, 근육을 완화하며, 혈류를 개선하는 데 효과가 있다고 알려졌다. 플라시보 효과나 차분하게 의식적으로 지압을 하는 것은 궁극적으로 사람들이 더 건강해 보이고 기분이 좋아지기 때문이라고 한다. 미적인 관점에서 지압은 얼굴 근육의 긴장을 완화시킨다. 즉, 눈살을 찌푸리고, 눈을 가늘게 뜨고, 얼굴을 찡그릴 가능성이 줄어든다는 것을 의미한다. 더 많은 증거를 기반으로 한 이러한 실용적인 주장만을 선택적으로 믿는다 해도, 미적인 이유와 건강을 위해 지압을 해야 할 이유는 충분히 넘쳐난다.

이 책에 지압을 기반으로 한 동작들은 안전하면서, 미적으로나 건강 면에서 모두 장점을 지니기 위해 신중하게 선택되었다. 나는 지난 16년 동안 이 기법들을 시행하고 가르쳐 왔다. 하지만 임신 중이거나 질환이 있는 경우에는 진행하기 전에 의사와 상담하길 바란다.

> 굉장히 다양한 수강생들과 함께 연구해왔다. 그들은 지압이 건강 개선과 피부 개선에 엄청나게 유익하다는 것을 알게 되었다. 지압을 하고나면 마음이 얼마나 평온해졌는지 수강생들을 통해 매주 듣는다. 그런 이유로 잠들기 전이나 스트레스를 받았을 때 지압을 하는 사람들이 많다.

## 얼굴 이완법

얼굴을 이완시키는 동작은 페이스 요가의 중요한 부분이다. 신체적, 정신적 압력에서 오는 긴장은 우리 피부의 외모와 건강 전역에 상당히 부정적인 영향을 미칠 수 있다.

스트레스를 받으면 얼굴 근육에 이러한 긴장이 생기면서 골 깊은 주름을 유발할 수 있다. 계속 표정을 반복해서 짓는 것이 주름의 원인이 될 수 있다는 사실에 거의 모든 피부과 전문의들과 의사들이 동의한다. 따라서 긴장을 푸는 것이 관건이다.

스트레스를 낮추는 데 근육 이완이 어떤 역할을 하는지 밝히는 여러 연구가 있다. 한 연구에서는 얼굴 마사지 기법의 이완 효과를 증명했다. 이 연구에 따르면 얼굴 이완으로 불안감과 좋지 않은 기분이 현저히 개선되었다. 표정은 주로 우리의 감정을 반영하기 때문에 중요하다. 한 연구에 따르면 모든 종류의 이완 방식(마음 챙김, 호흡법, 요가)은 얼굴에 긴장을 풀어주는 데 도움이 되는데, 특히 이 연구는 얼굴 마사지가 스트레스를 완화하는, 즉 심리적인 안정감을 주는 데 상당한 영향을 미친다고 밝혔다.

## 생활 방식

페이스 요가에서 다루는 생활 방식의 영역은 광범위하다. 영양, 확언, 수면, 자세, 시각화, 휴식, 긍정적인 생각, 요가, 스킨케어가 포함한다. 이 책에서 말하는 근본적인 목적은 자신을 돌보고 사랑하는 것이다. 한 중요한 연구에서 긍정적인 감정을 느끼는 사람들은 더 높은 삶의 만족감을 경험한다고 말한다. 내면이 편하고 좋으면 외관도 좋아 보인다. 이 책의 마지막 두 장은 이 점에 초점을 맞추고 있으며, 웰빙에 관한 주요 연구를 바탕으로 설명하고 있다.

## 페이스 요가로 경험할 수 있는 주요 효과

1     매끈한 피부

2     탄탄한 피부

3     솟아오른 근육

4     차오른 피부

5     처진 라인과 주름 개선

6     눈 밑살과 다크서클 개선

7     생기 넘치는 모습

8     얼굴 긴장 완화

9     피부톤 개선

10    눈의 피로감 감소

11    머리, 목, 어깨 긴장 완화

12    평온한 마음

13    안면통증, 목통증, 어깨통증, 두통 완화

14    마음 챙김과 의식 개선

15    전반적인 건강함

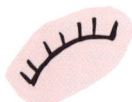
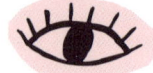

# 페이스 요가
# 사용 지침

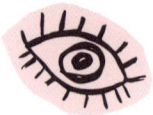

이 책의 후반부에는 장별로 얼굴의 특정 부위를 집중적으로 다룬다. 이마, 눈, 볼, 입, 턱, 목으로 부위를 나누었다. 또한 이번 장 후반에 페이스 요가가 도움이 되는 일반적인 사항을 고려한 17가지 전용 해결책을 소개한다. 이 책의 모든 동작은 1분 정도 소요되며 유용하게 할 수 있는 몇 가지 선택사항이 있다.

50분 : 이 책의 모든 페이스 요가 동작을 하루에 한 번씩, 일주일에 6~7일 시행한다.

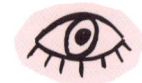

30분 : 얼굴 부위 별로 이마, 눈, 볼, 입, 턱, 목 중에서 효과가 있는 다섯 개의 부위를 선택해 각 장의 다섯 동작을 모두 한다. 일주일에 6~7일 시행한다.

20분 : 얼굴에 흔히 나타나는 문제를 집중적으로 다루는 이 장의 17개 동작을 매일 한다.

5분 : 얼굴 부위 중 하나를 선택해 그 장을 끝마친다. 다음 날은 다른 장을 선택한다.

1분 : 페이스 요가의 효과를 빨리 얻고자 할 때 어느 때나 어떤 동작이든 해준다. 매일 하는 것이 가장 좋다.

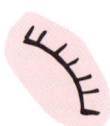

가장 이상적인 시간은 하루에 최소 20~30분 정도 하는 것이다. 페이스 요가가 20주 동안 3살로 어려 보인다는 것을 증명한 최근 연구를 보면 참가자들은 하루에 30분씩 페이스 요가를 했다. 매번 최상의 효과를 얻기 위해 수강생들에게 20분씩 할 것을 권해 왔지만, 필요하다면 더 해도 괜찮다. 아무것도 안하는 것보다는 낫다는 것을 기억하자.

## 매일 페이스 요가를 하자

페이스 요가를 시작하기에 가장 좋을 시기가 언제인지 궁금할 것이다. 답은 바로 지금 자신의 나이다! 일찍 시작하면 노화 현상을 예방하는 차원으로 할 수 있다는 점과 평생 활용할 수 있는 멋진 기술을 터득한다는 이점이 있다. 늦은 나이에 시작해도 마찬가지다. 근육을 강화하거나 피부톤을 개선하거나 혈액 순환을 원활하게 하는 것은 결코 늦지 않았다. 그리고 평소에 마음을 편하게 갖고, 건강한 몸을 유지하며, 좋은 생활 방식을 삶에 적용할 수 있는 좋은 시기다.

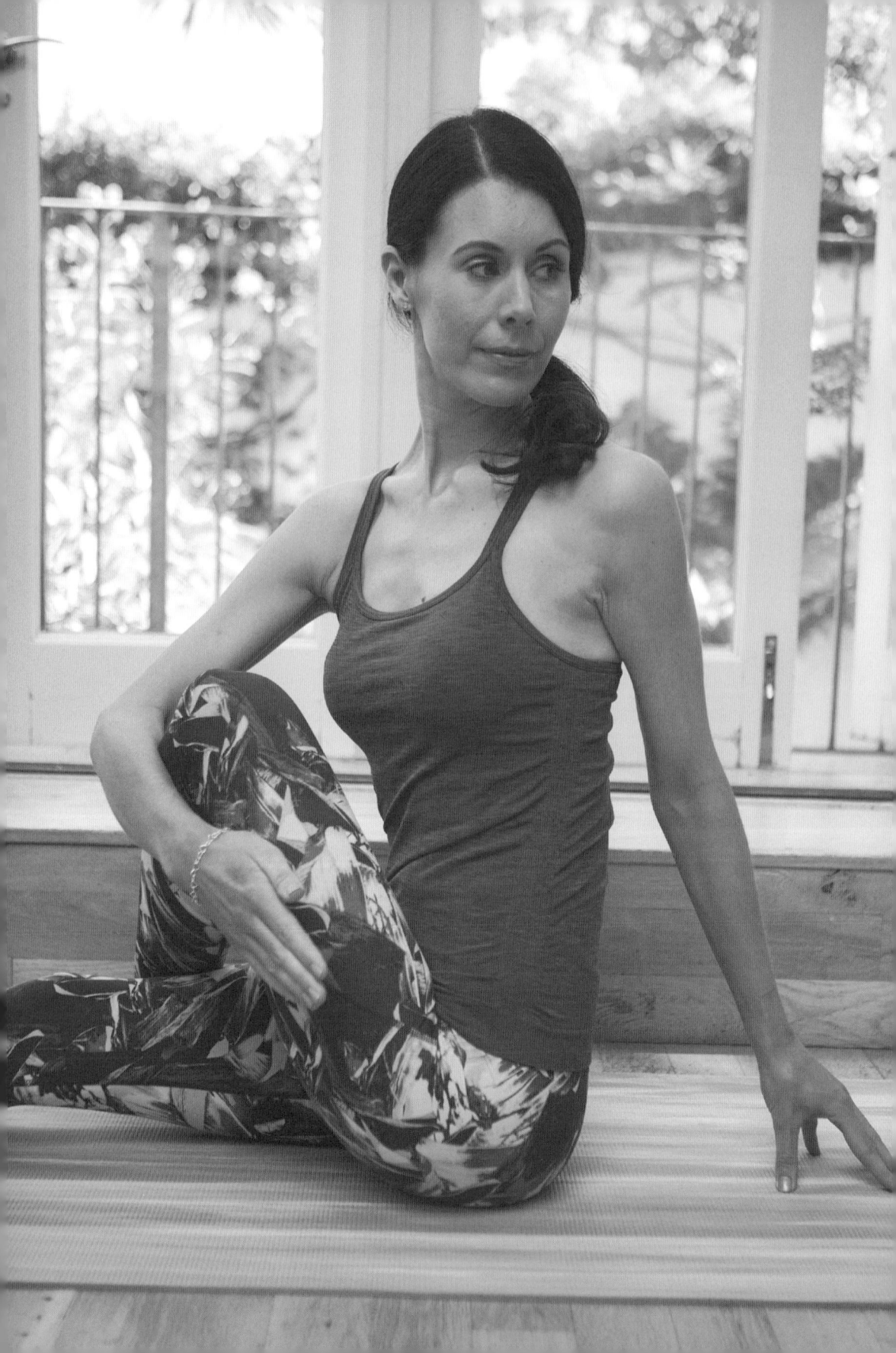

단 한 가지만 제안하라면 조금씩 매일 해야 한다는 것이다. 페이스 요가가 매력적인 피부를 선사할 것이다. 하지만 오로지 페이스 요가를 직접, 규칙적으로 할 때야 가능하다. 하루정도는 쉬어도 괜찮지만 일주일에 6일을 할 수 있다면 그야말로 완벽하다. 곧장 "하지만 내가 해낼 수 있을까?"라는 생각이 들어도 걱정할 것 없다. 그런 생각이 어디서 왔는지 충분히 알고 있다. (6살도 안 된 두 딸을 키우는 워킹맘으로서!) 하지만 하루에 1분이라도 할 수만 있다면, 했다는 사실만으로도 기쁠 것이라고 장담한다. 더구나 1분이든 50분이든 매일 조금씩 시간을 낸다는 것 자체가, 자신의 삶에 놀라운 일을 해내는 것이다. 페이스 요가를 하며 자신을 돌보고, 호흡하며, 다른 사람이 아닌 나에게만 집중할 수 있는 시간과 공간을 갖는다.

## 너무 이르거나 너무 늦은 시기란 없다

가장 연로한 수강생들은 92세에 유명한 배우와 은퇴한 마을에 사시는 91~95세의 회원들이셨다. 그분들 모두 피부가 재생하고 더 빛나보이게 하는 방법을 찾는 것을 즐긴다. 또한 의자에 앉아서 좋아하는 옷을 입고 페이스 요가를 할 수 있다는 것을 즐긴다. 그것만으로도 매우 즐거워하신다! 한 연구 결과, 마사지로 촉감을 발달시키는 것이 노인들에게 유익한 웰빙 효과를 준다고 한다.

## 결실

페이스 요가의 결실은 사람에 따라 정말 다르게 나타난다. 유전자, 나이, 생활 방식과 같이 결과가 나타나는 속도에 미치는 중요한 요소들이 많다. 하지만 모두가 결실을 맺는 방법은 매일 페이스 요가를 하는 것이다. 이것은 아무리 강조해도 지나치지 않는 사실이다. 더 매끄럽고, 더 탄탄하고, 더 건강한 얼굴을 얻는 데 가장 큰 역할을 하는 것은 규칙적인 연습이다.

페이스 요가의 첫 번째 회차를 마치는 순간부터 얼굴에 느낌이 다를 것이다. 근육이 더 강화된 운동의 결실, 긴장이 녹아내리고 피부에 혈류가 증가하면서 얼굴 전역에 온기가 전해지는 결실이 나타난다.

매일 연습하면 일주일 안에 눈에 띄게 달라진 피부를 볼 수 있다. 대부분 사람들은 한 달 안에 조금씩 변화를 느낀다. 그리고 뚜렷한 결과가 나타나기까지는 6~8개월 정도 기간이 걸린다는 것을 알게 될 것이다. 페이스 요가를 접하기 전에 자신의 "하기 전" 모습을 사진으로 찍어두고 1년간 일주일에 한 번씩 찍어보길 강력히 추천한다. 긍정적으로 변화하는 모습을 볼 수 있는 최고의 방법이다.

## 페이스 요가가 피부를 상하게 하진 않을까?

페이스 요가는 건강한 피부를 가질 수 있는 매우 안전하고 효과적인 방법이다. 누군가는 페이스 요가를 하면 주름살이 생길 수 있다고 만류하지만 대체로 이런 거부반응은 인터넷에 그다지 도움 되지 않는 영상들에 대한 반응이다. 이런 영상들은 사람들이 소위 "페이스 요가"라고 불리는 동작을 보여주긴 하지만 사실상 오래된 방식으로 얼굴을 움직이거나 거칠고 부정확한 방법으로 피부를 당기거나 쓸어올리고 있다. 내가 그런 식으로 페이스 요가를 하지 않는 데에는 다음의 3가지 이유가 있다.

첫째, 얼굴 근육을 천천히 움직이면서 세 개의 피부층과 근육을 서로 일제히 움직이도록 통제된 방법을 사용한다. 동작을 하는 동안 피부의 어떤 부분에 구김이나 주름이 생기지 않는지 확인하면서 한다.

둘째, 깃털 같은 손길로 매우 부드럽게 마사지하거나 근육까지 집어서 모든 피부층을 잡아 준다. 이때 피부를 쓸거나 잡아당기지 않는다.

셋째, 얼굴에 긴장을 풀기 위해 단련한다. 얼굴에 주름이 잡히는 주된 이유는 반복적으로 짓는 표정 때문이다. 페이스 요가에서는 근육을 이완하고 근육 결림과 긴장을 푸는 방법을 습득할 수 있도록 훈련한다. 예를 들어, 눈썹을 찡그리거나 올리는 원인을 제공하는 근육을 풀어 준다. 얼굴을 다시금 단련하는 동작은 주름을 예방하는 좋은 방법이고, 심지어 주름을 매끄럽게 펴주기도 한다.

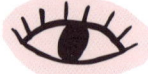
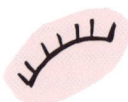
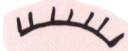

## 페이스 요가는 언제하면 좋을까

페이스 요가는 하루 중 몇 시에 하든 상관없다. 매일 자신에게 맞는 일정한 시간을 마련할 수 있다면 매일 실천할 가능성이 더 높다.

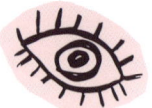

　사람들은 종종 언제 페이스 요가를 하냐고 묻는다. 나는 주로 저녁에 연습한다. 그 시간이 나에겐 가장 좋다. 특히 아이가 있기 때문에 아침 시간은 전쟁이다! 잠자기 전에 침대에서 하거나, TV나 영화를 보면서, 또는 목욕 중에 페이스 요가를 한다.

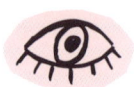

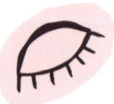

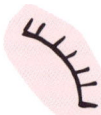

## 페이스 요가에서 "요가"의 의미

그렇다면 왜 페이스 "운동"이라고 부르지 않고 페이스 "요가"라는 단어를 사용했을까?

요가는 "결합"을 의미하는데, 이 페이스 요가가 매우 많은 동작들이 결합된 것이기 때문이다. 또한 페이스 요가식 단련법은 요가의 중요한 부분인 강력한 생활 습관, 자기관리, 전체적인 생활 방식을 담고 있다.

나의 첫 단련법 중 일부는 요가 지도자 수업이었고, 이때 경험이 페이스 요가에 강력한 영향을 미쳤다.

페이스 요가는 사실 전통적인 요가의 관행을 뿌리로 두고 있지만 1960년대와 1970년대에 신체적으로 움직임이 더 늘어나면서 서양에 전해지지 않았다. 페이스 요가는 동양 철학과 치료법에서 비롯된 측면이 많다. 현대적인 방식도 결합했지만 전통 요가의 모든 것이라 할 수 있는 호흡, 조정, 집중, 긍정, 자세를 비롯해 지금에 머무는 훈련까지 모두 담았다.

## 안전

안전에 관해 가장 먼저 짚고 싶은 것은 얼굴과 몸과 마음의 소리를 듣자는 것이다. 무언가 불편함을 느끼거나, 고통스럽거나, 직감적으로 어딘가 맞지 않다는 소리에 항상 귀를 기울여야 한다. 멈추어 쉬거나, 동작을 건너뛰거나, 반복 횟수를 줄여도 좋다. 어떤 질환이 있거나 피부 트러블이 있다면, 페이스 요가를 시작하기 전에 항상 의사와 상담한다. 페이스 요가는 간단하고, 부드럽고, 효과적이지만, 자신이 특별한 경우라면 무엇이 최선인지 생각해보자. 근육을 강하게 운동할 때 느껴지는 '운동감' 이외에 얼굴의 어떤 부분도 긴장을 해서는 안 된다. 끊임없이 얼굴을 살피면서 긴장이 느껴질 때마다 의식적으로 풀어준다. 또한 항상 거울을 보면서 한다. 페이스 요가를 하면서 표정 주름을 만들어서는 안 된다. 그런 점이 느껴진다면 운동 강도를 조정하거나, 조금 느슨하게 동작을 풀거나, 손가락으로 그 부위를 부드럽게 매만진다.

### 최상의 페이스 요가를 위한 원칙

1   박테리아 감염을 예방하기 위해 시작 전에 항상 손을 씻는다.

2   화장을 지우고 식물성 수분 세럼을 소량만 바른다. 손가락이 미끄러지지 않게 평소보다 적게 바른다.

3   매주 자신의 모습을 정면으로 찍어 두면 변화된 모습을 관찰할 수 있다.

4   불편하지 않다면 안경이나 렌즈를 착용하지 않는다.

5   거울을 보며 얼굴에 경직된 부분과 표정으로 생긴 주름을 확인하고 의식적으로 펴준다.

6   좋은 자세를 유지한다.

7   동작을 즐긴다. 웃어도 괜찮다!

8   코를 통해 심호흡하며 복부가 오르내리도록 코로 숨을 들이쉬고 복부를 채운다. 숨을 들이쉬는 시간보다 길게 내쉰다.

9   최상의 결과를 얻기 위해 건강한 생활 방식을 따른다.

10  자신의 얼굴을 이해하고 긴장을 풀 수 있는 방법을 익혀서 표정 주름이 생기지 않게 한다.

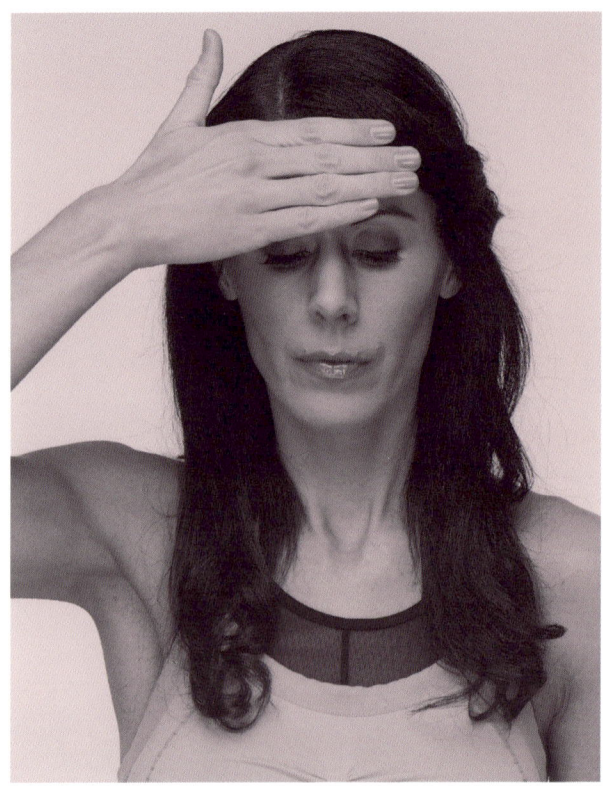

이마 주름 방지 및 개선

# 이마 두드리기

THE FOREHEAD DAB

## ✱ 효과

이마에 전두근이 안정되면 긴장상태가 풀린다. 또한 이 운동은 혈액 순환을 개선하여 피부에 광채와 생기를 되찾아준다.

## ✱ 조언

이 동작 중에 눈을 크게 뜨면서 이마는 움직이지 않는 연습을 해보자. 표정으로 생긴 주름을 방지하는 효과적인 방법이다.

**1** 편한 방식에 따라 눈을 뜨거나 감은 상태로 시작한다.

**2** 오른쪽 손바닥을 이마에 놓는다. 이마를 지그시 누르거나 가볍게 두드린 다음 서서히 손바닥을 왼쪽으로 움직이다가 다시 오른쪽으로 돌아온다.

**3** 두드리는 횟수를 1초에 1번으로 시작해서 10초에 1번으로 서서히 속도를 늦춘다. 이 동작을 1분 동안 수행한다.

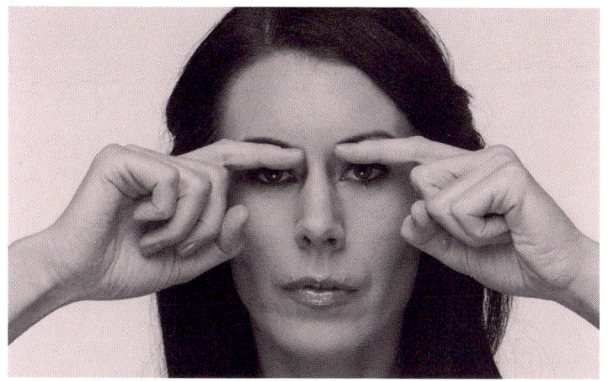

처진 눈꺼풀 개선 및 예방

# 눈썹 리프팅

THE EYEBROW LIFT

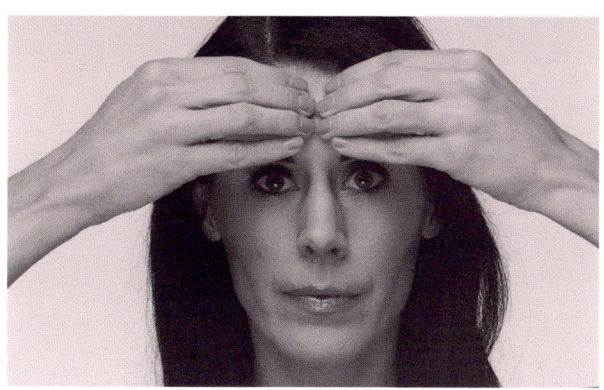

✱ **효과**

이마 근육이 손가락 힘에 대항하면서 힘과 탄력이 실린다.

✱ **조언**

이 동작은 눈썹을 치켜 올리라는 지시가 있기 때문에 동작 후 이마 근육의 긴장이 풀리도록 이마를 마사지 해주어야 한다.

**1** 양쪽 집게손가락을 눈썹 아래에 놓는다. 아주 천천히 눈을 감고 10초간 유지한다. 두 번 더 반복한다. 눈꺼풀 윗부분이 떨리는 것을 느낀다.

**2** 눈썹에서 손을 떼고 모든 손가락 끝을 이마 중앙에 댄다. 손가락을 양쪽 관자놀이 방향으로 아주 부드럽게 벌려 멀어지게 한다. 눈은 크게 뜨고 눈썹은 올라가지 않게 고정한다. 30초 동안 반복한다.

미간 주름 개선 및 방지

# 버터플라이 동작
## THE BUTTERFLY

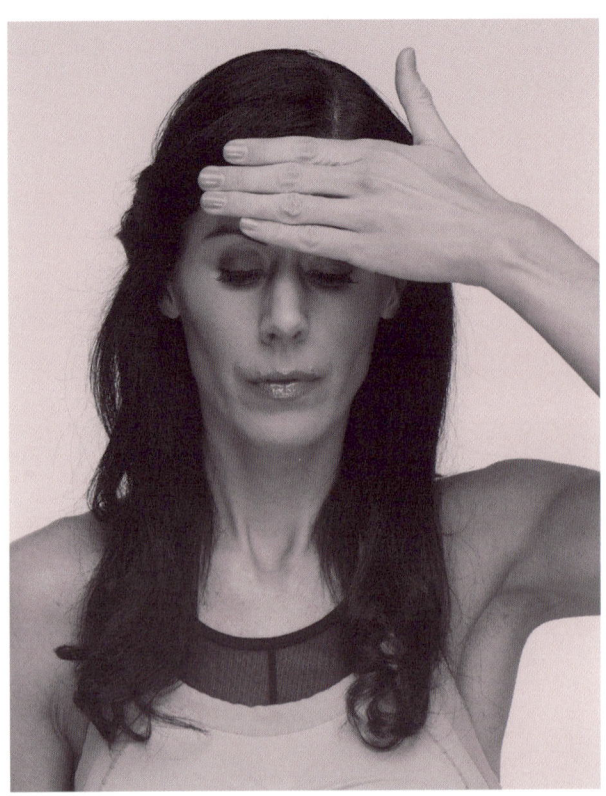

**\* 효과**

이 마사지 동작은 눈살근에 긴장을 풀어주고 미간을 관리하여 주름이 잡히는 것을 방지한다.

**\* 조언**

동작을 하면서 피부를 너무 세게 끌지 않는다.

**1** 양손에 집게손가락과 가운데손가락, 약손가락을 이용해 미간을 부드럽게 풀어 준다. 양손을 서로 멀리 떨어뜨리면서 헤어라인에 닿으면 아래를 내려다보며 10초간 유지한다.

**2** 손가락을 다시 처음 위치로 가져와서 두 번 더 반복한다.

**3** 10초에 3세트씩 같은 동작을 반복하되 눈을 크게 뜨고 눈썹이 올라가지 않았는지 확인한다.

이중턱 개선 및 방지

# 생각하는 사람

THE THINKER

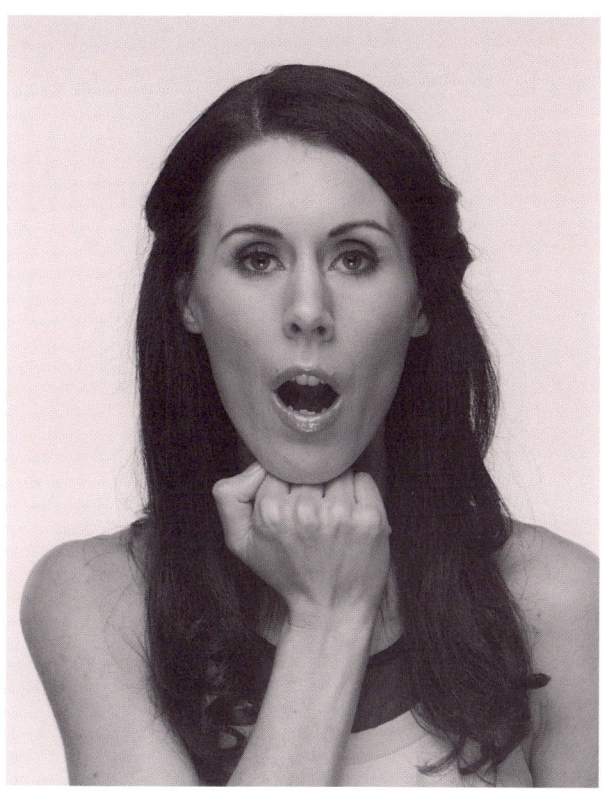

## ✱ 효과

이 동작은 얼굴 아래 근육을 탄력 있고 단단하게 해주는 효과가 있으며, 주먹으로 아래턱 근육이 움직이는 힘에 저항력을 준다.

## ✱ 조언

더 편한 자세를 원한다면 테이블 위에 팔꿈치를 대도 좋다.

**1** 주먹을 쥐고 턱에 갖다 댄 다음 가볍게 위로 밀어 올린다.

**2** 입을 열고 닫는 동작을 30번 반복한다. 손은 계속 가볍게 밀어 올린다. 턱은 바닥과 평행하게 둔다.

**3** 이제 입을 벌린 상태에서 입술로 치아를 살짝 감싼다. 30초 동안 유지한다.

# I AM
## peaceful

나는
평온하다

굳은 어깨 개선 및 예방

# 어깨 풀기

EASE THE SHOULDERS

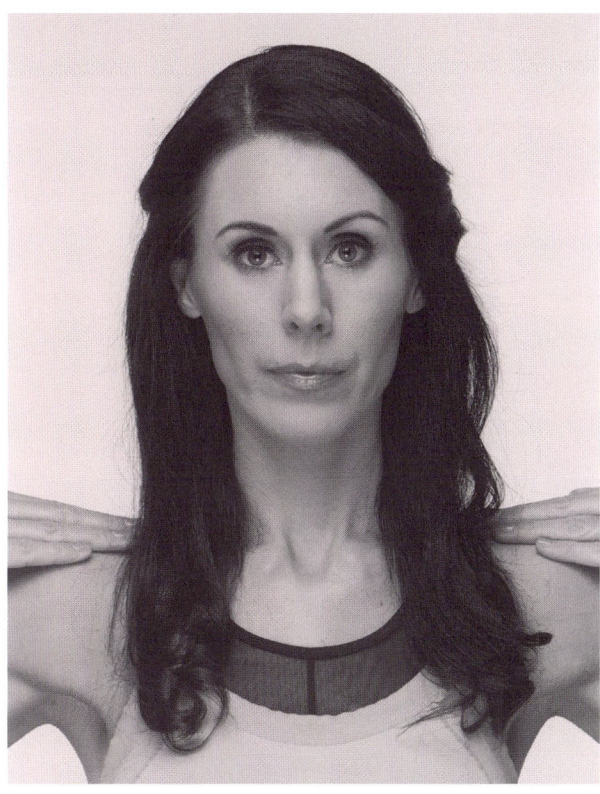

✱ **효과**

이 운동은 굳고 결린 근육을 풀어주고 어깨에 긴장이 생기는 것을 줄이고 예방할 수 있다. 자세를 개선하고 목의 긴장을 줄이거나 방지하는데도 도움이 된다.

✱ **조언**

특히 이 동작은 컴퓨터를 할 때나 긴장이 쌓였을 때 하면 좋다.

**1** 손을 어깨 위에 얹고 어깨를 뒤로 천천히 15번, 할 수 있는 만큼 굴린다.

**2** 그리고 나서 앞으로 15번 굴린다.

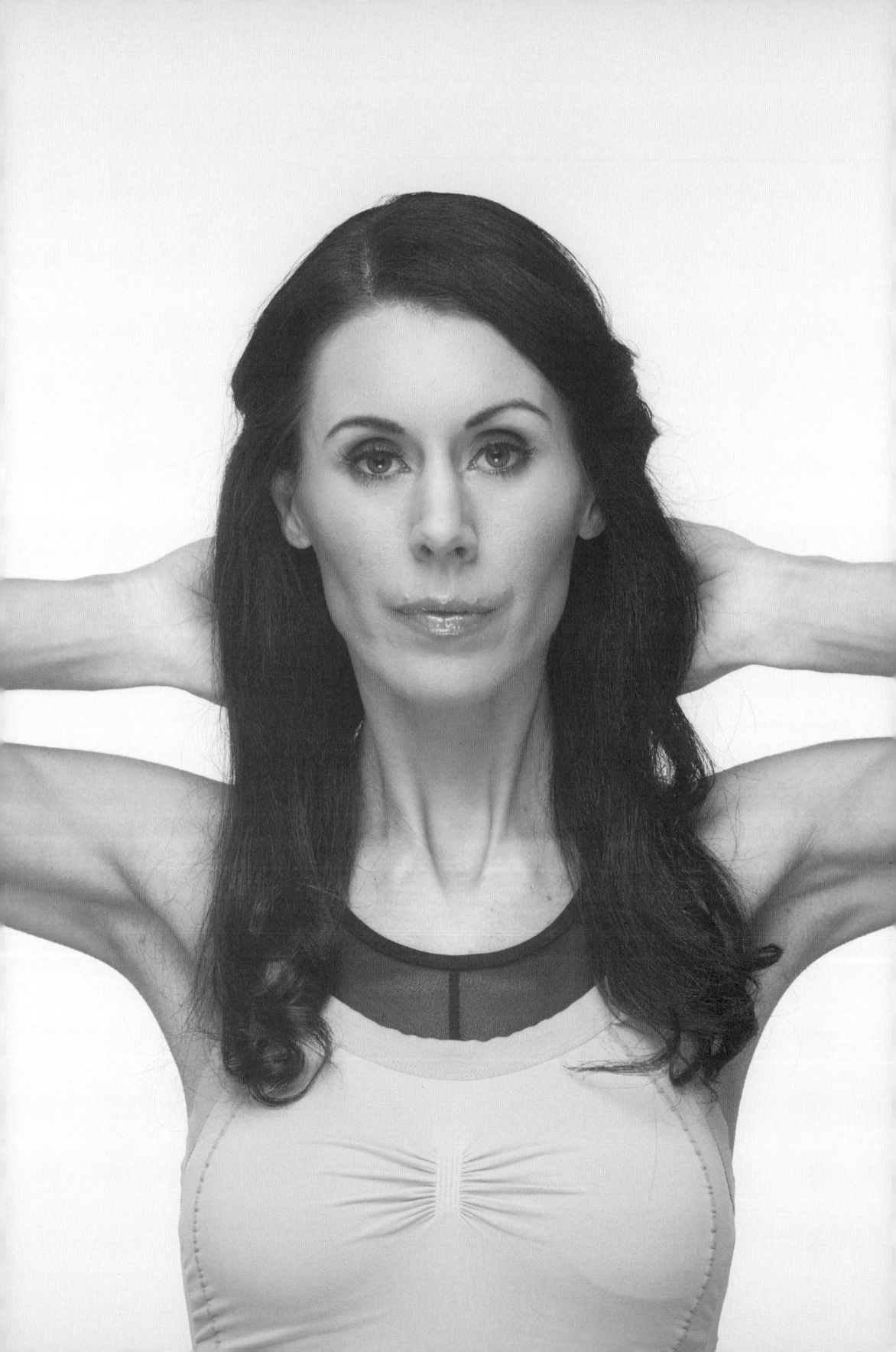

목의 긴장 개선 및 예방

# 목 누르기
PRESS THE NECK

**✱ 효과**

목 근육을 마사지해주면 긴장, 스트레스 심지어 통증까지도 완화시킬 수 있다. 단기적으로는 목을 더 편하게 해주고, 장기적으로 목뿐만 아니라 턱과 볼에 긴장이 쌓이는 것도 방지할 수 있다.

**✱ 조언**

팔이 아프면 잠시 힘을 풀고 준비가 되면 다시 올린다.

**1** 양손의 네 손가락을 목 뒤에 놓고, 척추 양쪽 근육을 부드럽게 눌러주다가 손가락이 근육에 조금 더 깊숙이 눌리도록 머리를 뒤로 젖힌다. 머리를 다시 제자리에 가져온 다음 천천히 조절하면서 다시 반복한다. 총 30번 시행한다.

**2** 그리고 나서 목 뒤에 양손을 고정하고 고개를 뒤로 젖힌 채, 손가락을 약간 꿈틀거리면서 혈액 순환 마사지를 하듯이 눌러준다. 감각적으로 목이 풀린다는 느낌이 드는 곳을 마사지한다.

목 늘어짐 방지 및
개선

# 처진 목
# 탄력주기

TURKEY NECK
TONER

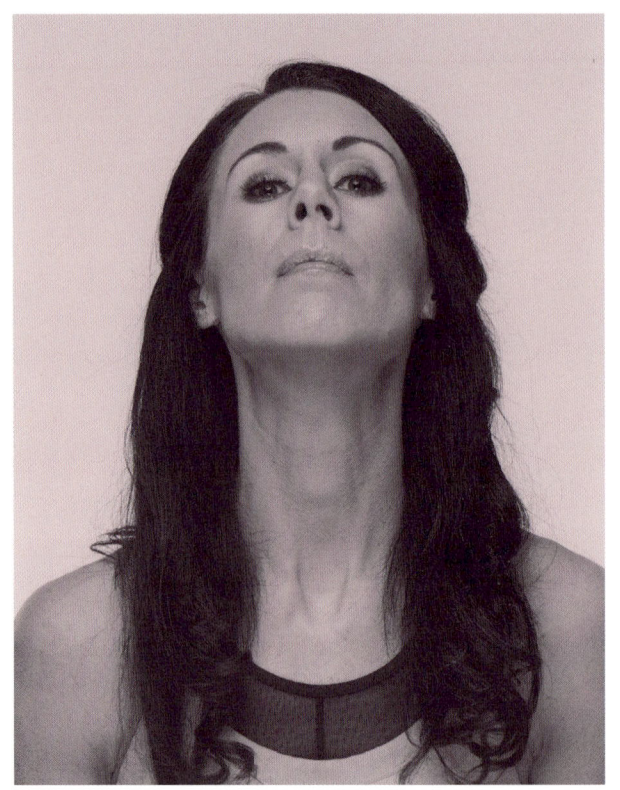

## ✱ 효과

혀를 반복적으로 움직이면 턱 아래 부위가 함께 작동하면서, 동작을 할수록 늘어진 피부가 당겨진다.

## ✱ 조언

상당히 강한 운동이기 때문에 처음엔 30초로 시작해서 적응이 되면 점차 시간을 늘린다.

**1** 편한 만큼 머리를 뒤로 젖힌다. 부드럽게 입술을 다문다. 반복해서 혀끝을 입천장 붙였다 뗀다. 1분간 60회 움직인다.

늘어진 턱살 예방 및 개선

# 새 동작
THE BIRD

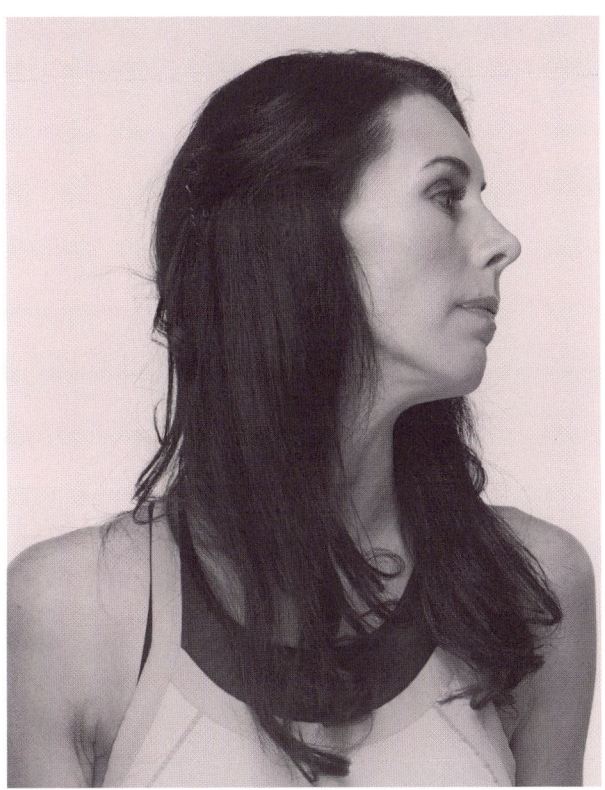

* **효과**

  혀 동작과 목을 돌리고 기울이는 동작을 함께 해주면서 목과 턱 근육을 단단하게 하고 이 부위에 늘어진 피부를 팽팽하게 당겨준다.

* **조언**

  이 동작을 하는 동안 턱이 살짝 천장을 향하는지 확인한다.

**1** 고개를 돌려 뒤로 살짝 젖힌다. 반복해서 혀끝을 입천장에 붙였다 뗀다. 30초간 실시한다.

**2** 다시 가운데로 고개를 놓고 반대쪽도 반복한다.

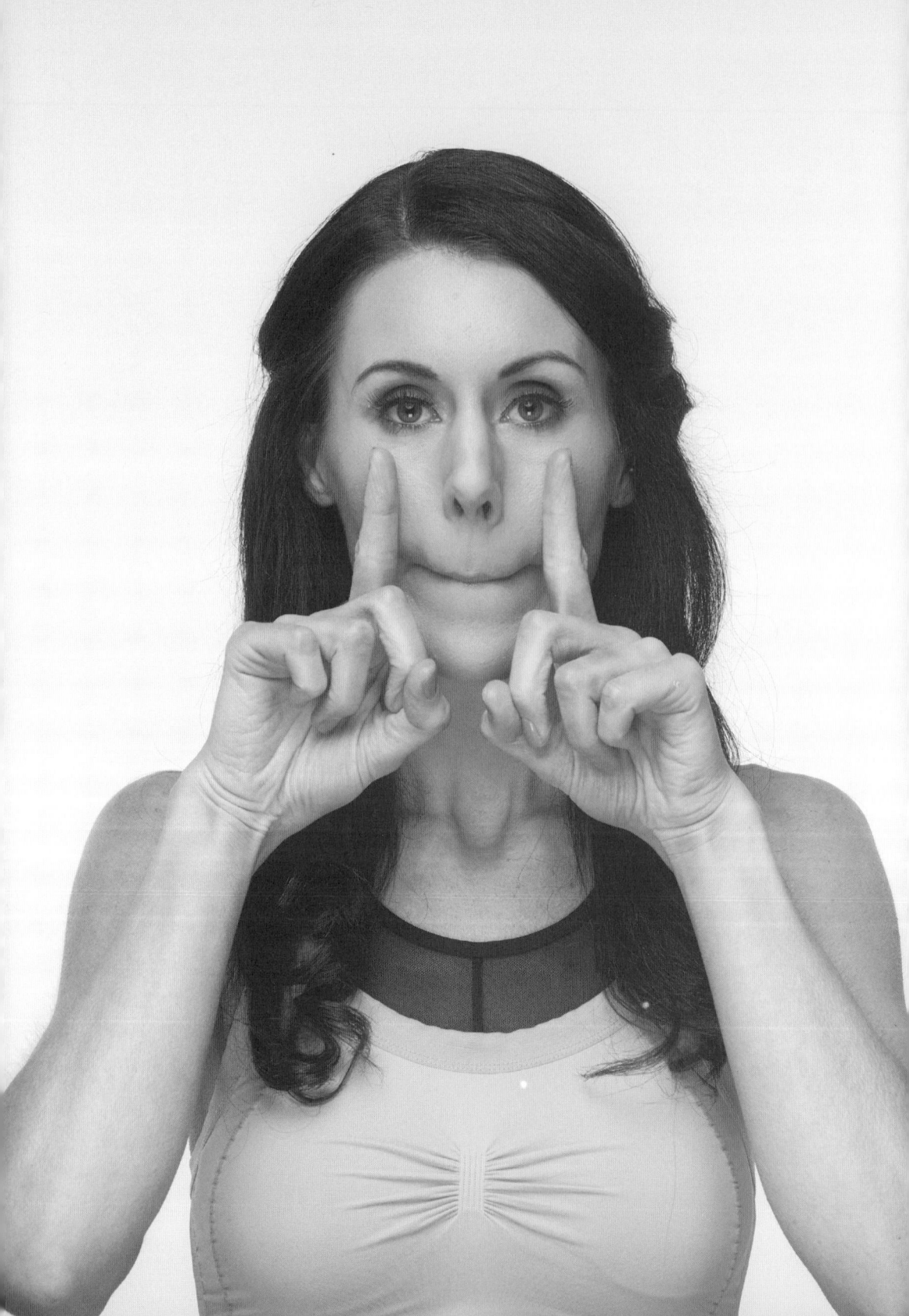

얼굴 대칭 맞추기

# 입술 밀어 넣기
THE LIP TUCK

### ✱ 효과

이 동작은 얼굴 양쪽 볼의 근육을 강화시키고 입 근육을 들어올려 탄력을 준다. 양쪽 얼굴을 똑같이 사용하는 데 익숙하게 해주고, 일상생활 중에 길들여진 불균형한 습관을 감지하는 데 도움을 준다.

### ✱ 조언

거울은 이 동작에서 입술 양 끝을 똑같이 말았는지, 얼굴 아래 부분 피부가 매끄럽게 유지되고 있는지 확인하는 데 정말 유용하다.

**1** 입술을 안으로 집어넣는다. 거울로 볼 때 입술이 보이지 않을 정도로 넣는다. 입꼬리를 살짝 들어 올려서 양쪽이 모습이 같은지 확인한다.

**2** 집게손가락을 이용해서 입가와 입 밑에 피부까지 매만져준다. 처음에 강한 느낌이 들면 1분 또는 그 이하로 실시한다.

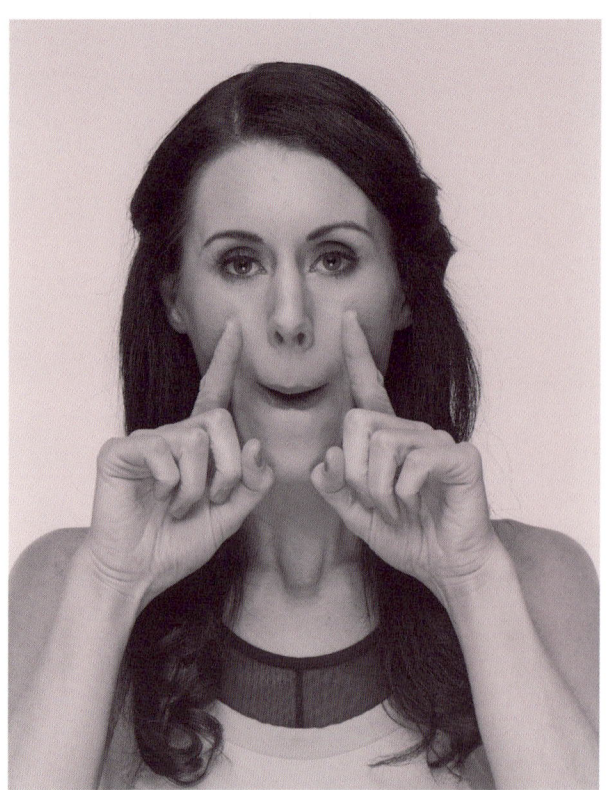

수척한 볼을
채우고 처진 얼굴
끌어올리기

# 볼과
# 턱 리프팅

CHEEK AND
JAW LIFT

**✱ 효과**

볼 주변과 턱 주변에 근육을 강화하고 끌어올려 탄력을 준다.

**✱ 조언**

볼이 수척하다면 이 기술은 볼과 턱 주변을 끌어올리는 완벽한 방법이다.

**1** 입술로 치아를 감싸고 입꼬리를 올려 미소를 짓는다. 볼에 자극을 느낀다.

**2** 집게손가락을 이용해 볼 주변에 피부를 매만지면서 볼에 저항력을 조금 높여준다. 30초간 지속하고 휴식한 뒤 한 번 더 반복한다. 전체 1분간 시행한다.

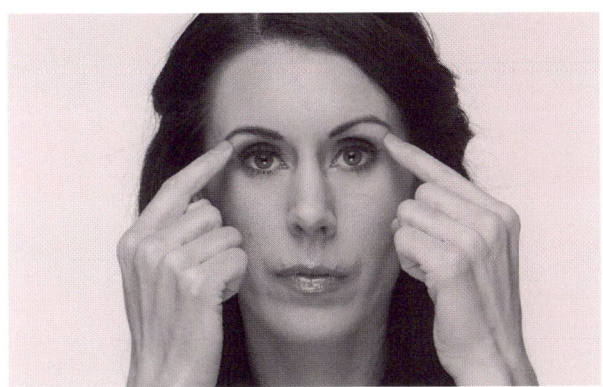

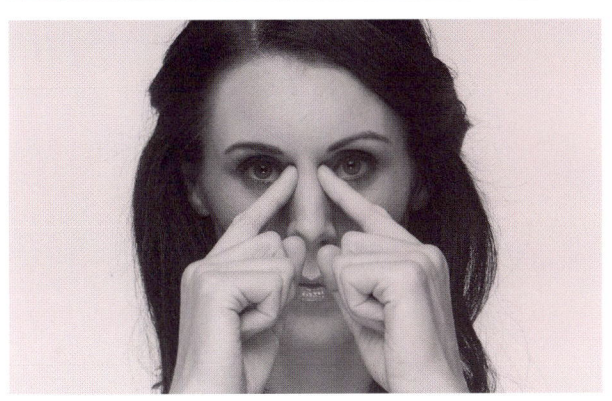

눈 밑살 제거 및 개선

# 눈 밑살 빼기

EYE DE-PUFFER

**✱ 효과**

눈 주변 림프액이 분비하도록 돕고 눈 지방을 줄이고 눈 주변의 정체된 수분을 빼준다.

**✱ 조언**

가볍게 지압하는 것이 중요하다. 피부를 끌고 있지 않는지 확인한다. 부드럽게 지압하는 것이 림프절 순환에 더 효과적이며 연약한 눈 주변이 다치지 않게 예방한다.

**1** 집게손가락을 양쪽 눈썹 끝 아래에 놓고 다른 손가락으로 눈 아래를 부드럽게 문지른다. 눈 안쪽 모서리에 10초간 멈춰서 지압점을 눌러준다.

**2** 눈 아래를 둥글게 지압하면서 다시 처음 지압점으로 돌아온다. 지압점을 짚을 때마다 10초간 멈춘다. 1분간 마사지해준다.

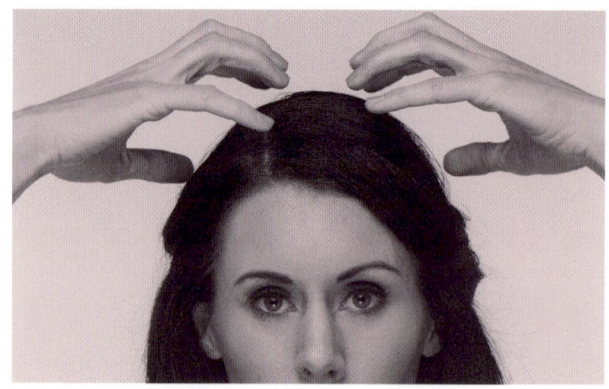

머리 긴장을 낮추고 예방

## 솜털 같은 머리

FLUFFY HEAD

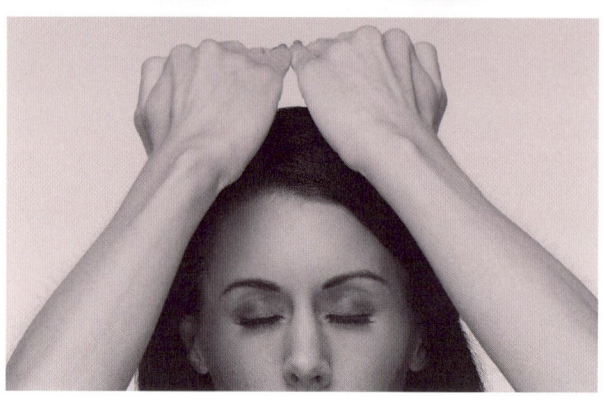

**\* 효과**

머리에 긴장을 풀어 주고 촉각과 호흡하는 힘을 길러 주면서 안정감을 형성한다.

**\* 조언**

마사지를 하면 직감이 좋아 진다. 더 깊이 누르거나 원을 그리며 마사지를 하고 싶다고 느끼면 그렇게 해도 좋다.

**1** 모든 손가락 끝을 세워 머리에 놓는다. 누르고 주무르다가 손가락을 가볍게 튀긴다. 머리에 다른 곳으로 손을 옮기며 전체 30초간 반복한다.

**2** 그런 다음 머리 위에 손바닥을 머리 위에 놓고 그 부위에 긴장을 푼다. 눈을 감고 코로 숨을 마시고 뱉으며 심호흡한다. 긴장이 녹아내린다고 상상한다.

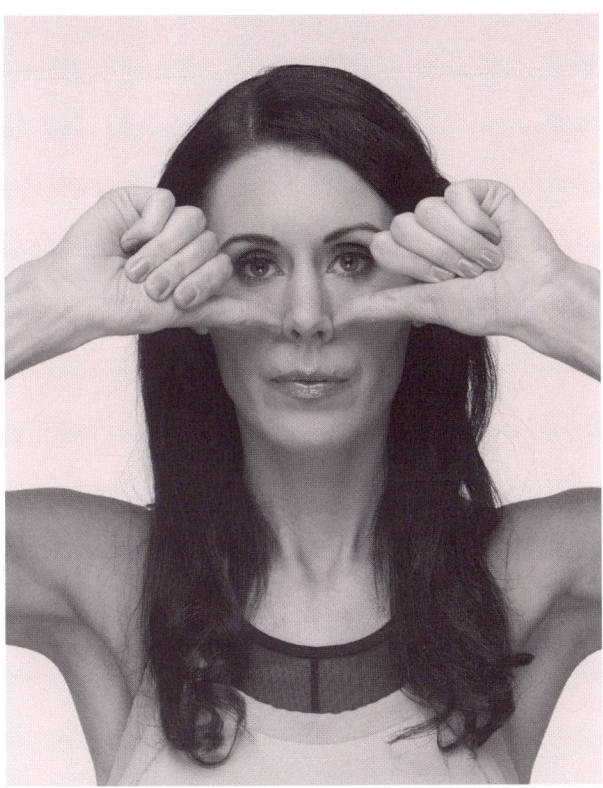

부비강 통증 감소 및 예방

# 막힌 코 풀기

THE SINUS RELEASE

**✱ 효과**

이 마사지는 부비강 회복을 돕는 지압점을 자극하고, 부비강의 긴장과 통증을 가라앉히며 막힌 코를 풀어준다. 또한 볼의 활기와 생기를 불어넣는다.

**✱ 조언**

코 속을 맑게 정화하기 위해 심호흡을 몇 번 해준다.

**1** 엄지손가락을 양쪽 콧구멍 옆 지압점에 놓는다. 움푹 들어간 느낌이 들것이다. 그 상태로 30초간 유지한다.

**2** 미끄러지듯이 엄지손가락을 위아래로 움직인다. 눈 주변의 피부가 연약한 부분에서 멈춘다. 엄지손가락을 뗀 다음 다시 시작점으로 돌아가 30초 동안 계속 마사지를 해준다.

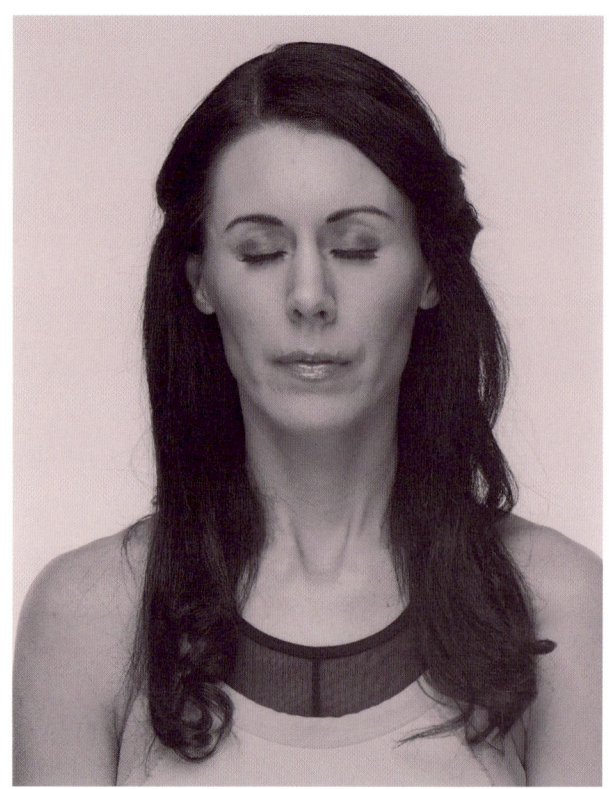

스트레스 완화 및 방지

# 호흡 유지법

THE BREATH RETENTION

## ✽ 효과

이 요가 호흡법은 호흡 속도를 낮춰주고 침착하게 해준다. 심호흡법이 스트레스와 불안을 낮춰주고 기분을 끌어올린다는 이점을 설명한 여러 연구 보고가 있다.

## ✽ 조언

호흡법을 통해 얼굴이 전체적으로 편안해 졌는지 확인한다.

**1** 코로 숨을 들이쉬어 복부를 부풀린다. 몇 초간 숨을 참는다. 들이쉰 숨보다 길게 숨을 내쉰다. 몇 초간 숨을 참는다.

**2** 1분 동안 이 과정을 반복한다. 숨은 참을 수 있을 만큼만 참는다.

# I AM happy

나는
행복하다

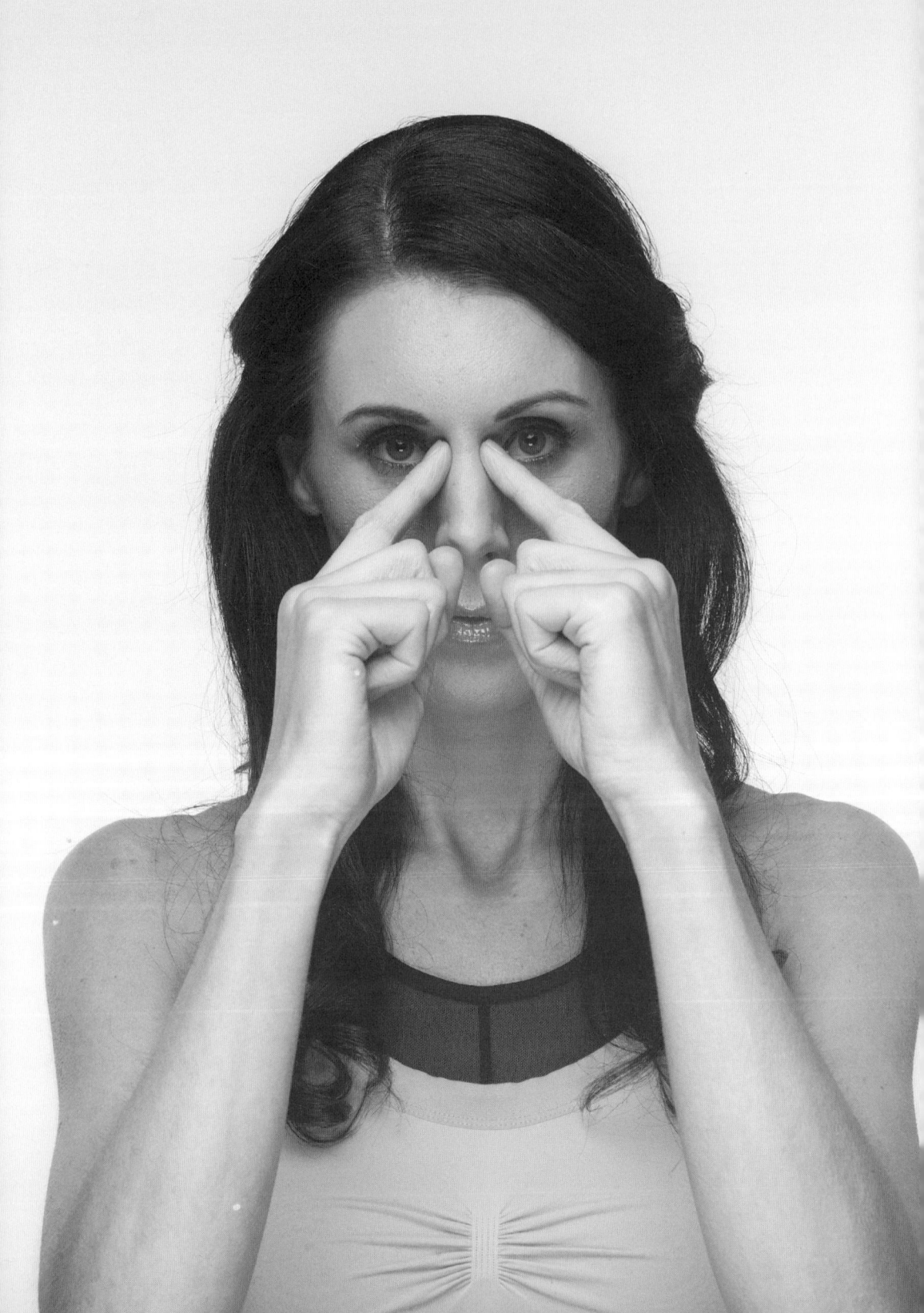

좋은 수면

# 눈 안쪽 지압하기
INNER EYE ACUPRESSURE

**✳ 효과**

지압점은 수천 년 간 전해오면서 스트레스와 불안을 줄이고 수면의 질을 향상한다는 것을 증명했다. 눈 안쪽은 긴장이 많이 되는 부위이기 때문에 이 지점을 누르고 마사지하면 상당히 차분해지는 것을 느낄 수 있다. 코로 숨을 마시고 내뱉는 심호흡을 병행하여 잠자기 전에 해주면 좋다.

**✳ 조언**

이 방법은 눈에 통증과 두통을 완화한다.

**1** 눈 안쪽 끝, 움푹 들어간 코 위 지점에 집게손가락을 놓는다. 이 지점을 부드럽게 누르면서 30초간 심호흡을 하며 유지한다.

**2** 그런 다음 작은 원을 그리듯 한쪽을 15초간 마사지하고 다른 쪽도 15초간 마사지한다.

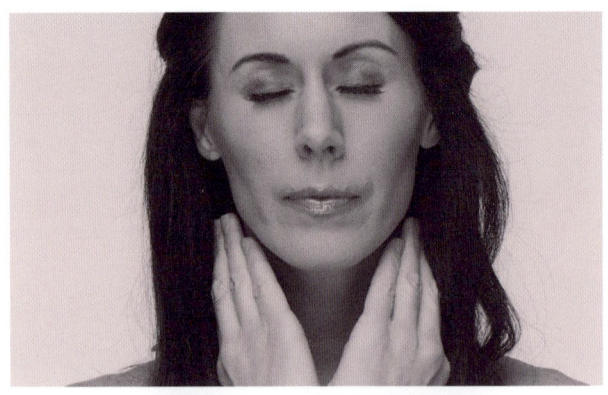

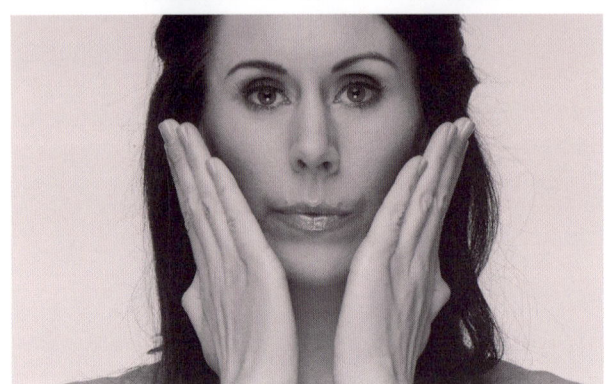

피로 극복

# 양손 페이스 리프팅

THE HANDY
FACE LIFT

**\* 효과**

이 기술은 에너지를 끌어올려주고 피부를 깨워준다. 또한 얼굴에 혈액 순환을 촉진하고 피부가 덜 지쳐보이게 해준다.

**\* 조언**

이 마사지는 수분 크림과 세럼, 페이스 오일을 바르고 해주면 제품이 피부가 잘 흡수되어 더 좋은 효과를 볼 수 있다.

**1** 20초간 양손으로 목을 감싸며 시작한다. 손이 따뜻해지면서 목 근육이 풀리고, 코로 심호흡하면서 피로가 빠져나간다고 머릿속으로 생각한다.

**2** 그런 다음 손가락과 손바닥을 이용해 볼을 위로 쳐준다. 이때 피부가 쓸리지 않도록 한다. 20초간 지속한다.

**3** 그런 다음 이마도 같은 방식으로 시작해서 20초간 손으로 올리듯 쳐준다.

윤기없는 피부 개선 및 예방

# 얼굴 두드리기

TAPPING OVER FACE

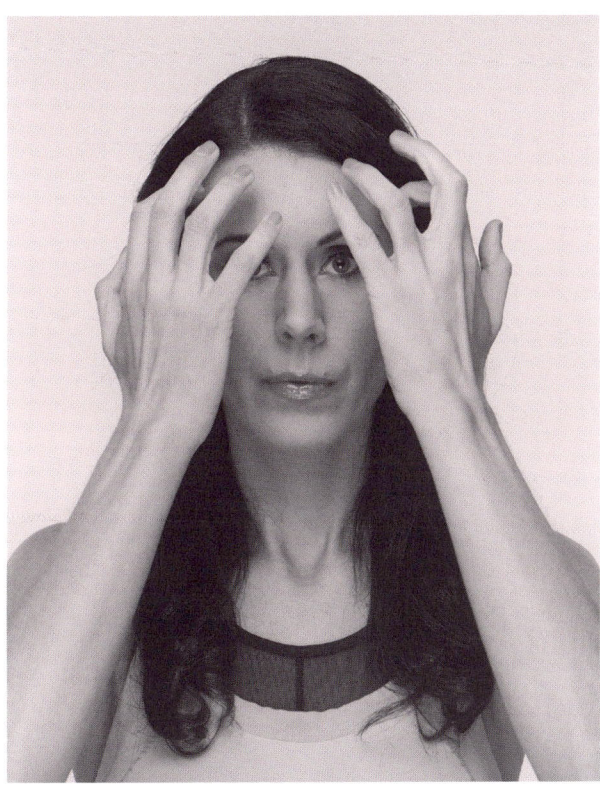

### ✱ 효과

피부 최상층에 혈류를 높이기 때문에 즉각적으로 얼굴에 생기와 건강한 기운을 감돌게 해준다. 또한 근육을 쌓아주고 긴장을 풀어준다.

### ✱ 조언

아침에 제일 먼저 하는 일로 정해서 건강한 광채와 함께 하루를 시작해보자.

**1** 모든 손가락 끝을 이용해서 이마를 20초간 두드리며 시작한다.

**2** 다음으로 볼과 입 주변, 턱 주변을 20초간 두드린다.

**3** 마지막으로 목 전체를 20초간 두드려준다.

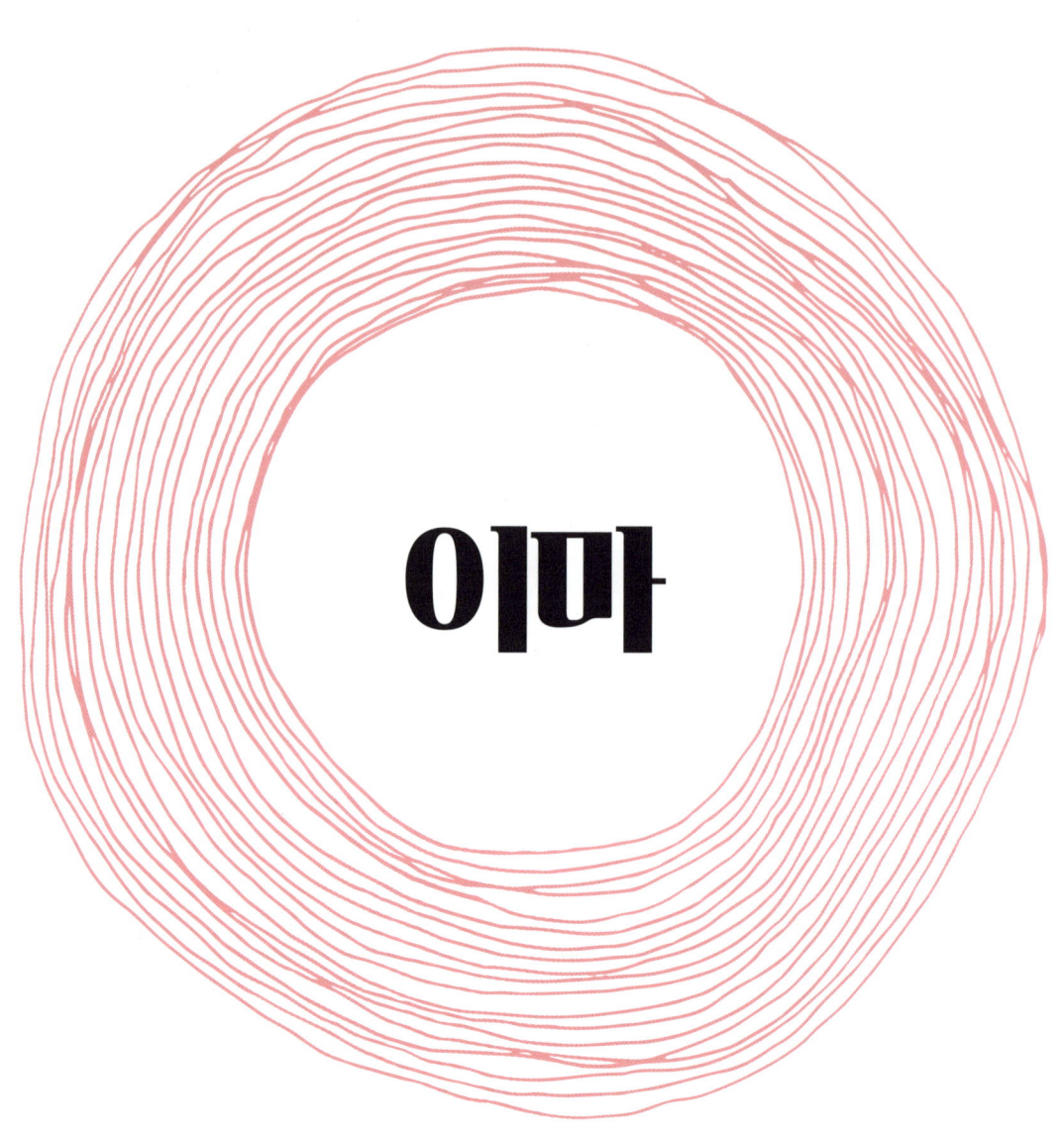

이마 부위에 깊은 주름이 생기는 주요 이유 중 하나는 표정이다. 매일 하물며 매시간 눈썹을 치켜 올리고 이마를 들어 올리는 표정을 지으면 기본적으로 피부에 주름살과 구김살이 생기기 시작한다. 나이가 들고 콜라겐과 엘라스틴도 줄어가면서 표정으로 접혔던 피부는 다시 되돌아오는 힘을 잃는다. 하지만 매일 페이스 요가로 이마를 단련하는 습관을 통해 이 문제를 해결할 수 있을 것이다.

이마 주름을 방지할 수 있는 핵심 방법은 이마를 의식하며 긴장을 풀어주는 것이다. 이미 이마에 주름이 잡힌 상태든 주름을 예방하고자하든 도움이 될 것이다.

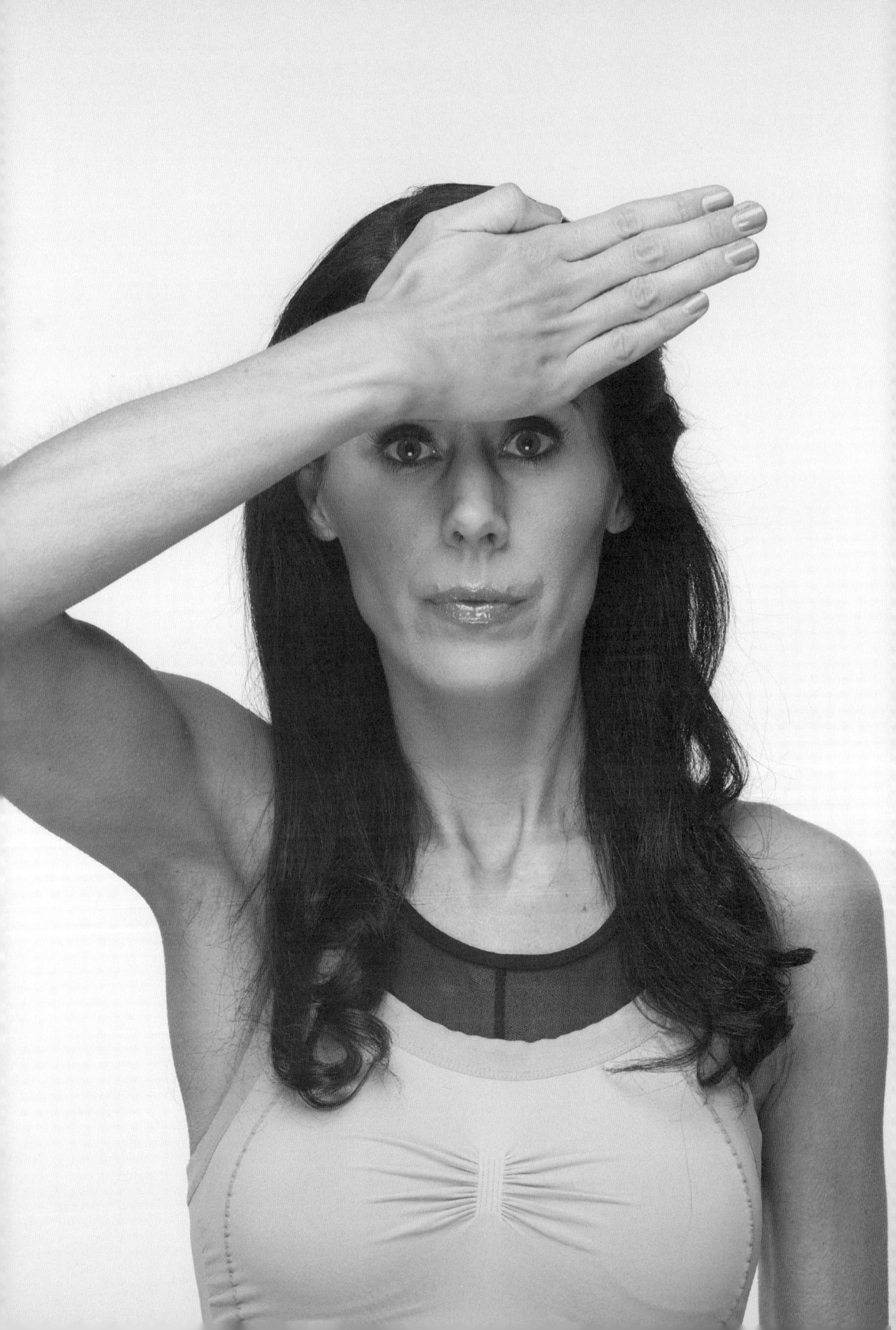

# 손바닥 스트로크
THE PALM STROKE

### * 효과

이 마사지는 이마 전두근의 긴장을 풀어주는 데 탁월한 효과가 있다. 전두근을 풀어주면 이마에 표정 주름이 덜 잡히기도 하고 긴장도 풀릴 것이다. 또한 이 마사지의 움직임은 이마의 혈액 순환을 원활하게 하는 효과가 뛰어나서 피부를 화사하게 해준다.

### * 조언

이마 근육이 완전히 긴장을 풀었을 때 이마가 어떻게 느껴지는지 잠시 집중해본다. 그런 다음 하루 중 몇 번이고 여전히 긴장이 풀려있는지 확인한다. 만일 그렇지 않으면, 잠깐 시간을 내서 '손바닥 스트로크' 동작을 해준다.

**1** 이마에 긴장이 완전히 풀렸는지 눈썹을 치켜 올리지 않았는지 확인한다. 눈은 원하는 대로 뜨거나 감는다.

**2** 이마 가운데에 손바닥을 놓고 살며시 가로질러 어루만진다. 그런 다음 손을 내리고 반대편 손으로 가로질러 움직인다.

**3** 피부가 너무 세게 쓸리지 않도록 주의하며 1분 동안 손을 바꿔가며 쓸어준다.

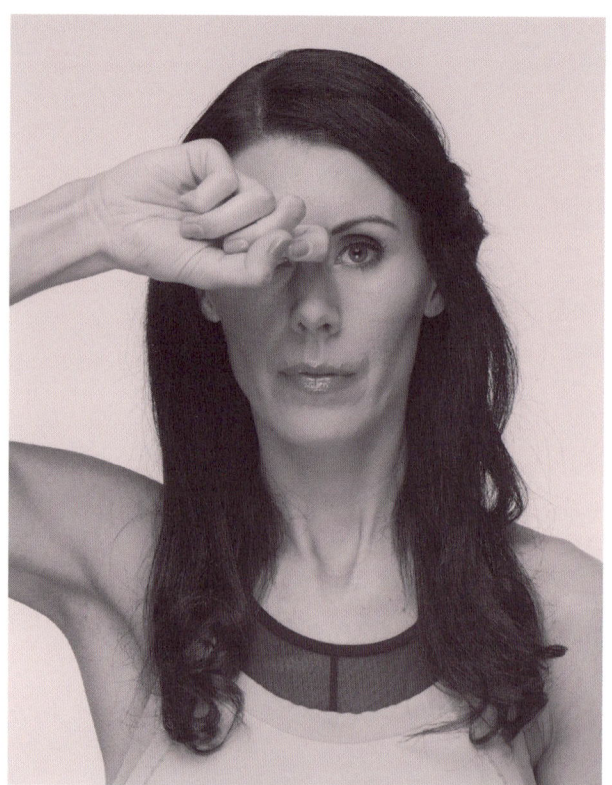

# 찌푸린 눈살 펴기

### FROWN LINE SMOOTHER

## ✱ 효과

이 부위를 마사지해주면 눈썹사이 근육에 긴장을 풀어주는 데 도움이 되기 때문에 눈살을 덜 찡그리게 해주고 그러면서 주름을 방지할 수 있다. 눈살에 신선한 혈액, 영양분, 산소의 흐름을 개선하여 기존에 있던 어떤 주름도 매끄럽게 해주고 피부를 밝게 해준다.

## ✱ 조언

여기서 손의 압력은 의식적으로 판단하자. 피부를 끌 정도로 너무 세게 눌러 밀지 않아야 하지만 너무 약하게

**1** 집게손가락을 작은 갈고리 모양으로 만든다. 그런 다음, 손가락 마디로 눈썹 사이에 눈살근을 따라 위로 쓰다듬는다. 코 위쪽에 움푹 들어간 지점을 시작으로 이마 위의 헤어라인까지 부드럽게 밀어 준다. 이 마사지 동작은 위쪽 방향으로만 움직이며 1분 동안 지속한다.

밀 필요도 없다. 편안하면서도 어느 정도 힘이 실린 정도의 압력을 찾자.

# 이마 보행

## THE FOREHEAD WALK

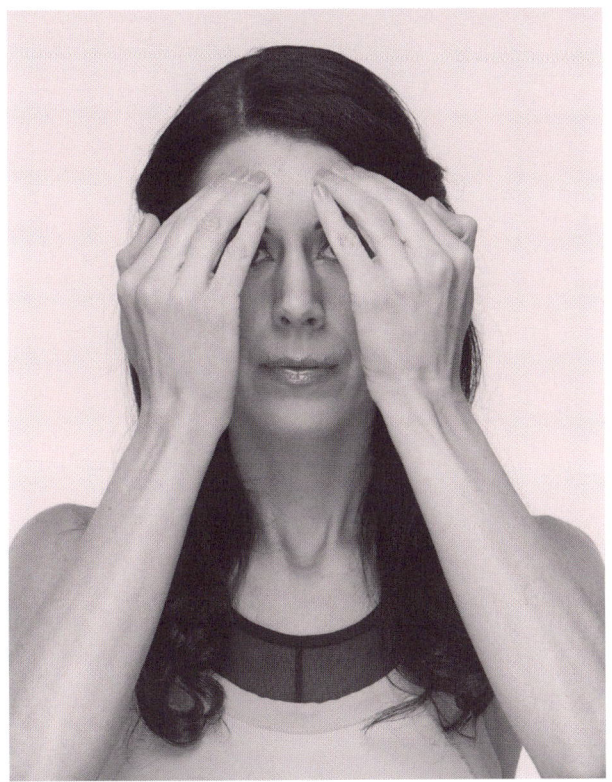

### ✱ 효과

이 동작은 이마 부위를 밝게 빛나게 하고 마음의 균형을 잡는 데 도움이 된다. 스트레스, 불면증, 긴장성 두통을 완화시키는 것으로 밝혀진 여러 지압점을 눌러준다. 부드럽게 눌러주면 긴장된 근육을 이완하면서 표정으로 잡힌 주름을 개선한다.

### ✱ 조언

동작 후에 이마가 약간 홍조를 띨 수 있다. 피부 위층에 혈류량이 늘었기 때문이다. 절대 너무 세게 누르지 않는다. 부드럽게 눌러도 충분히 효과가 있다.

**1** 양손의 집게손가락, 가운데손가락, 약손가락을 눈썹 위에 고르게 놓는다. 코로 숨을 들이쉬고 내쉬며 심호흡한다. 이마를 움직이며 숨 한 번에 1cm씩 손을 올리며 헤어라인까지 간다. 한 호흡 당 10초씩 깊게 쉬면서 이마를 눌러준다. 두 번 반복한다. 이 동작은 약 1분 정도 하는게 좋다.

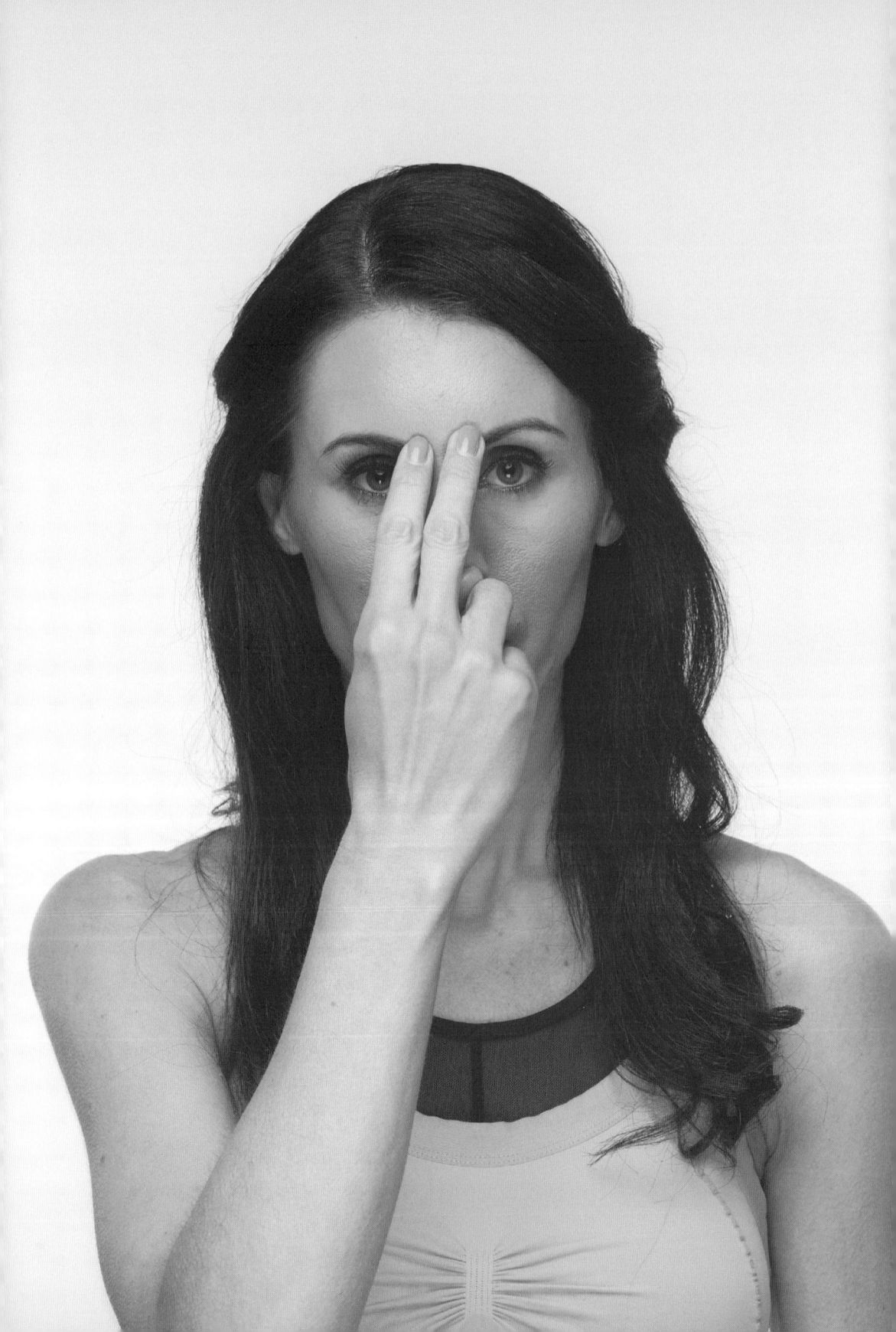

# 눈살 찌푸림 방지
THE FROWN PREVENTER

**✱ 효과**

이 동작은 눈썹 사이에 수직 주름을 개선하고 예방하는 데 좋은 방법이다. 근육을 자극하여 이 부위에 순환을 증가시킨다. 또한 근육에 긴장을 풀어주어 주름을 방지하는 데 탁월한 효과가 있다. 눈썹 사이를 마사지할 때, 마음을 진정시킨다는 유명한 동양의학의 몇몇 지압점을 자극한다.

**✱ 조언**

진정되고 편안해지는 동작이다. 진정 효과를 더 보기위해서는 눈을 감고 코로 깊게 숨을 들이쉬고 내쉬어야 한다.

**1** 가운데손가락과 집게손가락을 눈썹 사이에 놓는다. 손가락으로 근육까지 눌러서 조금씩 벌려 움직인다. 20초간 지속한다.

**2** 손가락을 떼고 두 번 더 전체 1분간 반복한다.

# 이마 매끈하게 펴기

## THE FOREHEAD SMOOTHER

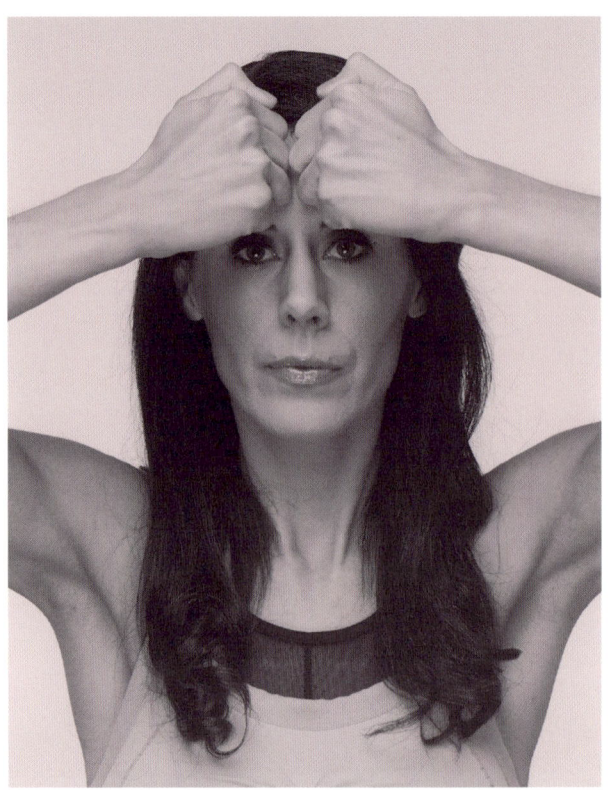

### ✳ 효과

이 동작은 이마 부위의 긴장을 풀어주고 근육이 굳는 것을 방지한다.

### ✳ 조언

이 동작을 하면서 눈 근육을 강화시키기 위해 눈을 크게 뜨고, 눈썹이 들리지 않게 눈 뜨는 연습으로 활용한다.

**1** 두 손에 주먹을 쥔다. 두 주먹을 이마 가운데에 놓는다. 부드럽게 눌러주며 양쪽 주먹을 각각 바깥으로 움직인다. 주먹으로 이마를 들어 올리고 나서 다시 출발 위치로 돌아간다. 1분 동안 반복한다.

# I AM strong

나는
강하다

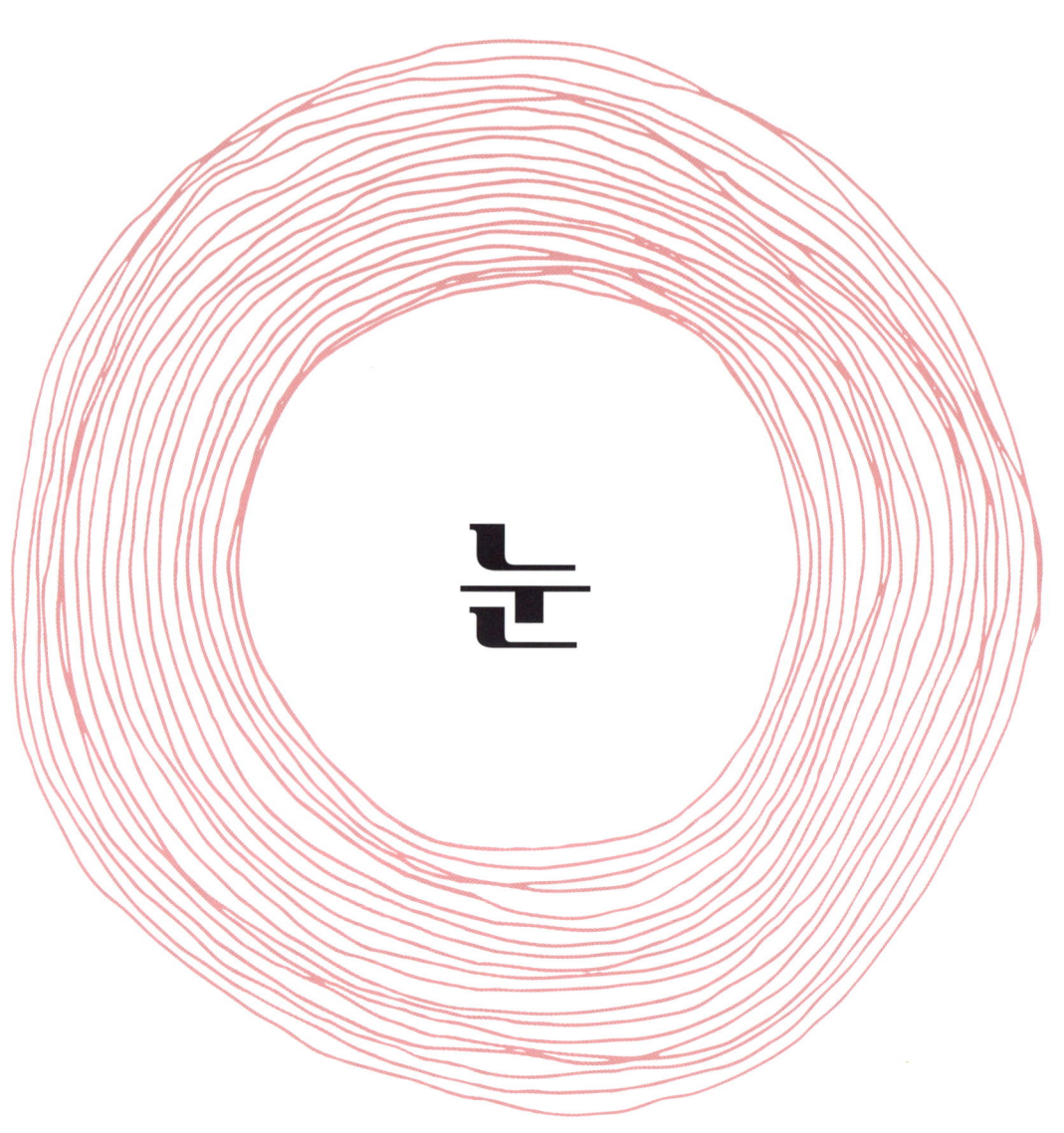

쌍안경을 대는 부위이기도 한 눈 주변
피부는 얼굴의 다른 부분보다 10배나 얇다.
그래서 훨씬 더 여리고 노화의 징후를 보일
가능성이 높다. 미소를 짓거나 눈을 가늘게
뜨는 표정으로 주름이 생기기도 한다.
내부 영향과 외부 영향을 받아 콜라겐과
엘라스틴이 파괴된다.
예를 들어 화장이나 렌즈를 제거할 때 또는
알레르기로 인해 이 부위를 문지르면서
손상된다. 세게 문지르면 모세혈관에 소량의
눈물이 나면서 눈 주변을 퇴색하거나 부기를
유발한다.

이러한 눈 부위는 눈썹이 늘어지고 눈 주변이
움푹 들어갈 뿐만 아니라 부기와 다크서클이
생기기 쉽다. 피부에 수분이 부족해보이고
얼굴의 다른 부위보다 더 빨리 주름이 생기는
부분인데 이 부분에는 지방분비선이 적기
때문이다. 다음 다섯 가지 동작은 이러한
문제를 다방면으로 도와줄 수 있다.

# 미니 "V" 동작

## THE MINI "V"

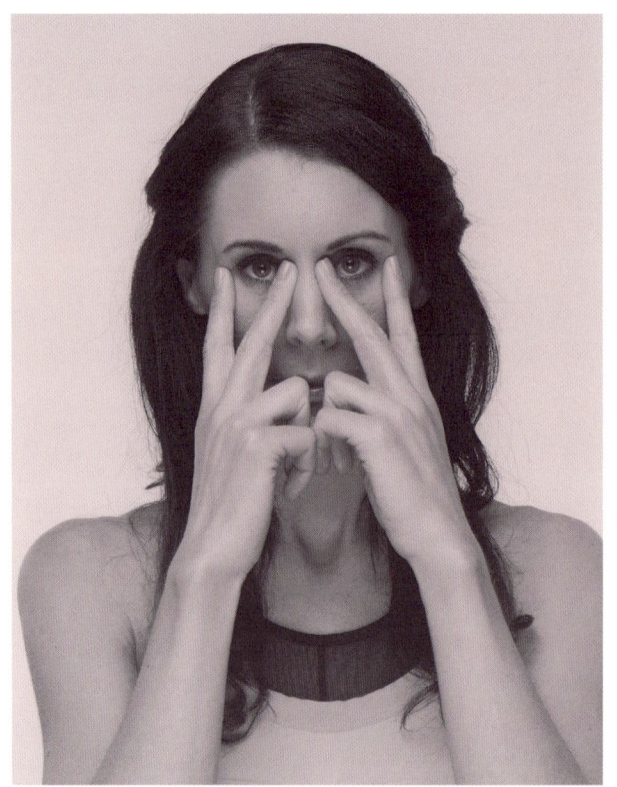

**\* 효과**

눈둘레근orbicularis oculi muscle을 강화시키고 혈류를 원활하게 하여 눈 부위가 더 매끄럽게 보이도록 도와준다.

**\* 조언**

동작을 할 때 눈썹 사이를 찡그리거나 눈썹을 들어 올리지 않도록 한다. 처음에 맥박이 느껴지지 않더라도 걱정하지 않는다. 곧 느껴지게 될 것이다.

**1** 코 가장자리에 눈 안쪽으로 본래 움푹 들어간 지점에 양손 가운데손가락을 놓는다. 부드럽게 누르듯이 집게손가락을 살짝 구부려서 눈 바깥쪽 끝자리에 놓는다.

**2** 이제 시선은 위를 보고 아래 눈꺼풀을 위로 올리듯이 눈을 아주 가늘게 뜬다. 눈 바깥쪽 가장자리에 약간의 "진동" 혹은 "떨림"이 느껴져야 한다. 3초간 유지하고 풀어준다. 3초가 길다면 더 짧게 1분 동안 반복한다.

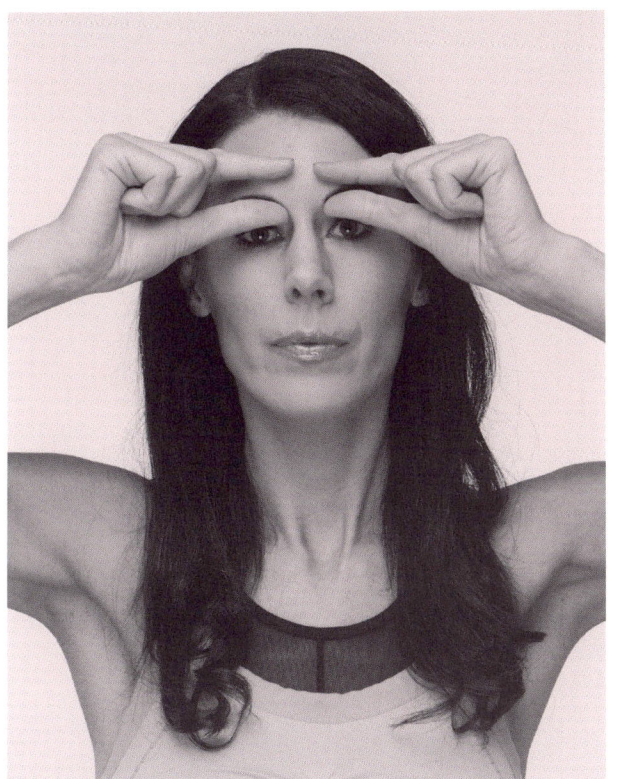

# 눈썹 리프팅

THE EYEBROW LIFTER

**✱ 효과**

눈썹 부위의 긴장을 낮춰주고, 눈썹 사이에 압박으로 생기는 표정 주름을 방지한다. 또한 규칙적으로 해주면 일시적으로나 장기적으로 근육이 리프팅되는 효과를 준다.

**✱ 조언**

이 동작을 할 때는 눈썹을 들어 올리지 않도록 조심한다.

**1** 집게손가락과 엄지손가락으로 눈썹 안쪽 끝을 꼬집으면서 피부 밑 근육까지 잘 잡는다. 3초간 잡고 있다가 눈썹을 따라 바깥쪽 끝으로 꼬집으면서 이동한다.

**2** 이제 눈썹에서 손가락을 떼고 다시 꼬집으면서 출발 위치로 돌아간다. 1분간 계속한다. 동작을 하는 동안 불편하지 않다면 눈을 감아도 좋다.

# 눈 모양 다듬기

### EYE SHAPES

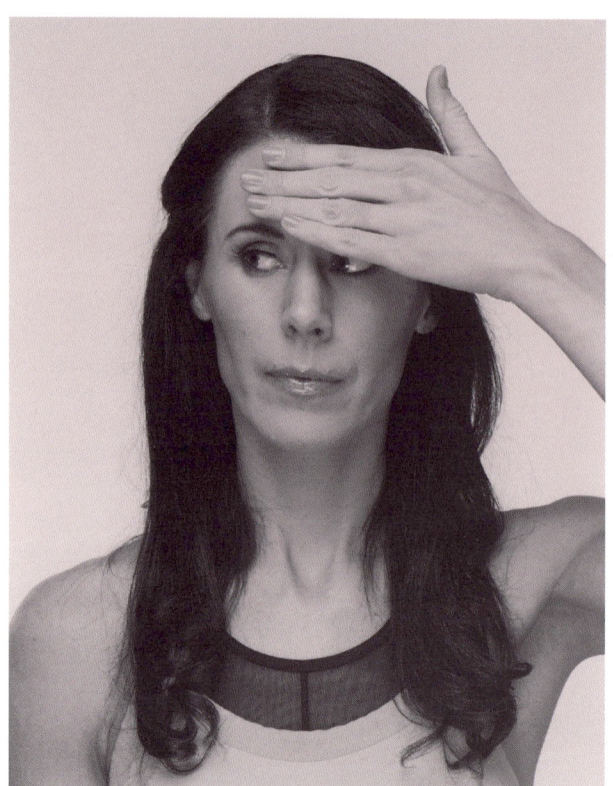

**✱ 효과**

이마를 움직이지 않고 눈을 움직이는 훈련이다. 주름에 원인이 되는 반복적인 표정을 덜 짓기 위해 이 동작을 연습한다. 또한 이 동작은 눈둘레근을 강화하여 눈 부위를 끌어올린다.

**✱ 조언**

눈에 피로를 느끼거나 오랜 시간 화면을 봤을 때 하면 좋다.

**1** 눈썹을 올리지 않기 위해 한 손에 적절히 힘을 주어 이마를 누른다. 그런 다음 눈을 시계방향으로 원을 그리다가 다시 시계 반대 방향으로 돌린다.

**2** 다음으로 다이아몬드 모양을 그리며 똑같이 움직인다. 위를 보는 것을 시작으로 오른쪽, 아래, 왼쪽 그리고 다시 위로 돌아온다. 반대 방향으로 반복한다.

**3** 마지막으로 눈썹을 올리지 않고 10초간 눈을 크게 뜬다. 원 모양, 다이아몬드 모양, 눈 크게 뜨기를 양방향으로 한 번 더 반복한다. 전체 동작은 1분이 걸린다.

# 까마귀 날개 동작
## GO CROW

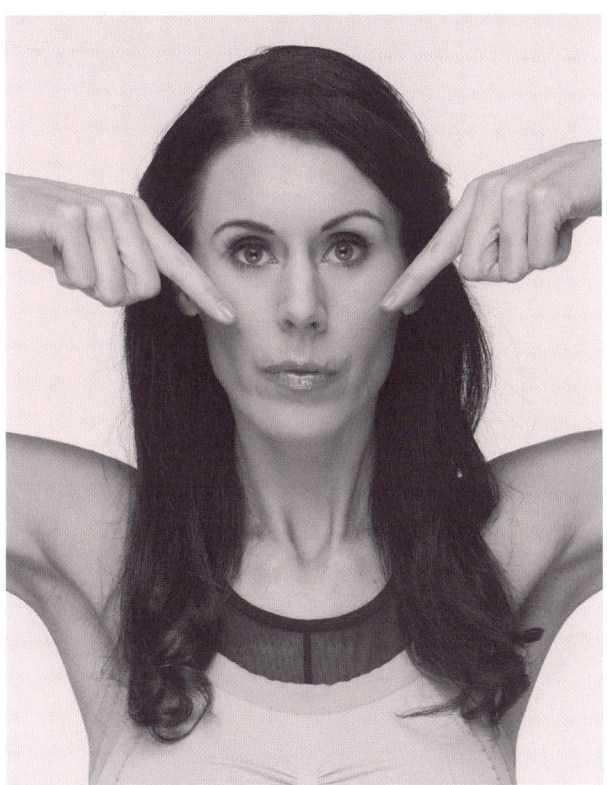

* **효과**

이 가벼운 마사지는 표피 겉면의 각질을 부드럽게 벗겨서 세포의 전환 속도를 높이는 데 도움이 된다. 매우 얇은 피부를 더 두껍게 해주기도 한다. 또한 긴장을 완화하고 스트레스로 인한 표정 주름을 방지할 수 있다.

* **조언**

식물성 오일이나 아이크림을 이용해 손가락이 미끄러지듯 움직일 수 있게 해준다.

**1** 먼저 양손 집게손가락 옆면을 볼 위쪽에 댄다. 깃털 같은 손길로 손끝이 헤어라인에 닿을 때까지 손가락을 대각선 방향 위로 미끄러지듯 쓸어준다. 30초간 반복한다.

**2** 출발 지점으로 돌아와서 부드럽게 누르며 그대로 30초간 유지한다.

# 눈 디톡스 마사지

EYE DETOX MASSAGE

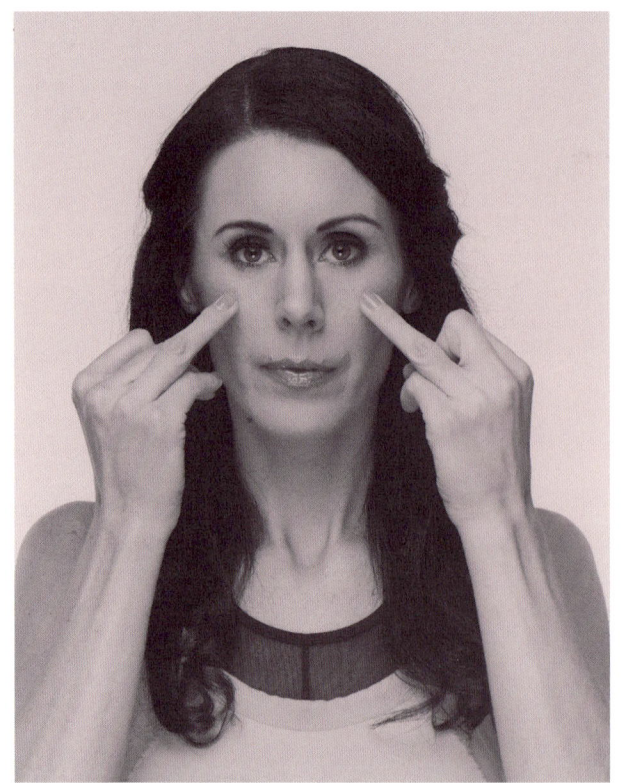

**✱ 효과**

림프관에 노폐물을 배출하고 혈류를 원활하게 해주기 때문에 눈 아래 다크서클과 부기를 완화하고 예방하는 데 도움이 된다.

**✱ 조언**

밤에 쌓인 부기를 가라앉히기 위해 아침에 일어났을 때 하면 좋다.

**1** 약손가락으로 눈 밑을 가볍게 두드리기 시작해서 눈 안쪽으로 이동한다.

**2** 계속 두드리면서 눈썹 밑과 눈 바깥쪽 끝으로 이동한 다음 눈 밑을 둥글게 두드려준다. 이 방향으로 1분 동안 빠르게 돌면서 두드린다.

# I AM
# loved

나는
사랑받고 있다

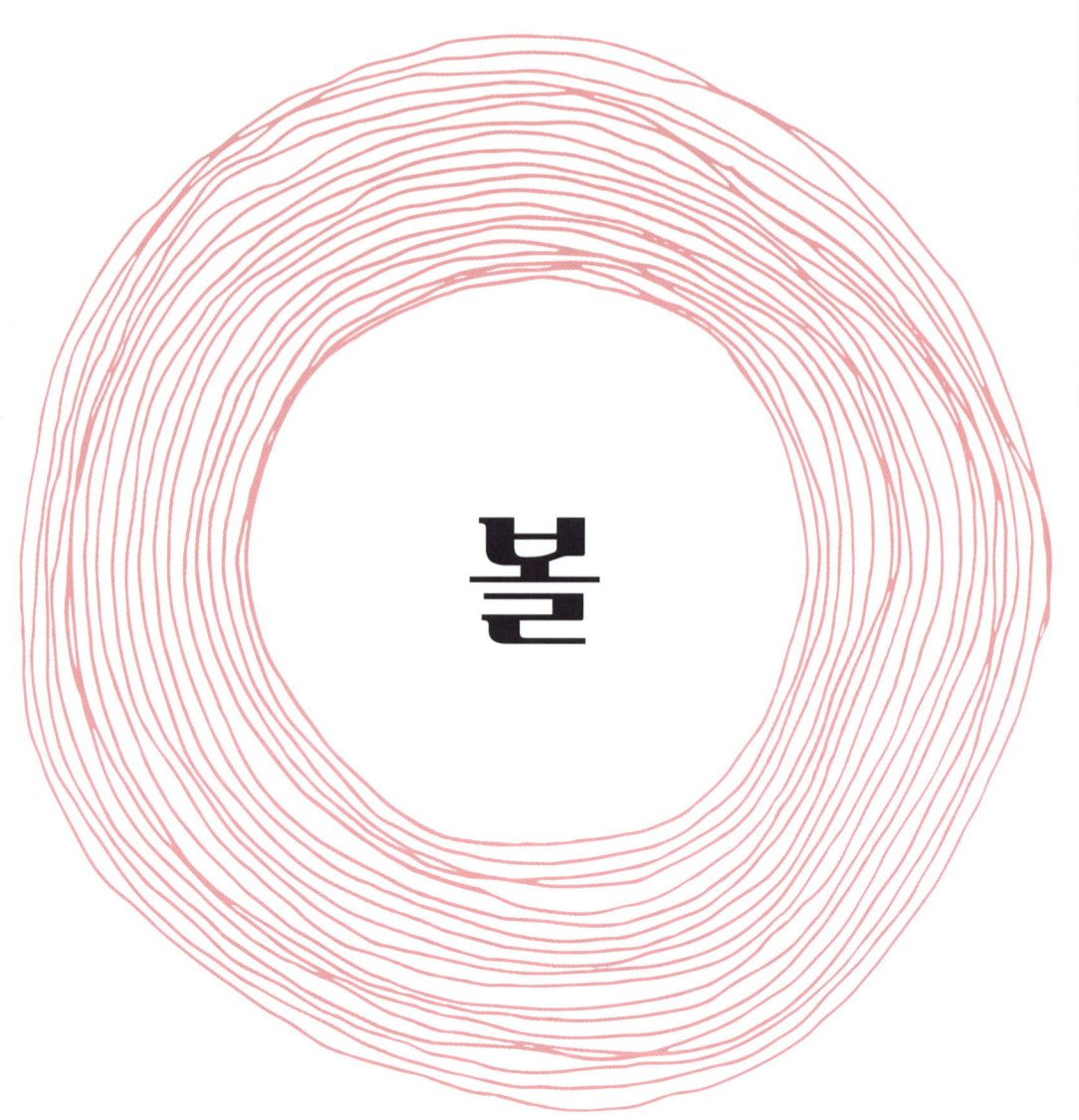

**매일 볼 부위에 시간을 들여 관리해주는 습관은 페이스 요가에 중요한 절차다. 나이가 들면서 볼에 지방층이 줄어들거나 위축되는 경향이 있기 때문에 수척해 보이거나 코 바깥쪽에서 입 바깥으로 떨어지는 팔자주름이 깊어진다. 지방과 뼈가 변하면 눈 밑과 턱 주위에도 부정적인 영향을 미칠 수 있다.**

이러한 변화를 완전히 막을 수는 없지만, 팽팽하고 젊어 보이게 해주고 피부 아래를 채워주고 있는 지방 밑에 근육을 강화시키고 끌어올릴 수 있다. 이번 장의 두 가지 동작은 근육을 강화시키고 끌어올리는 데 효과가 있고, 세 가지 마사지 동작은 피부를 더욱 활력 있고 윤이 나게 해준다.

# 햄스터 볼 만들기

## HAMSTER CHEEKS ADVANCED

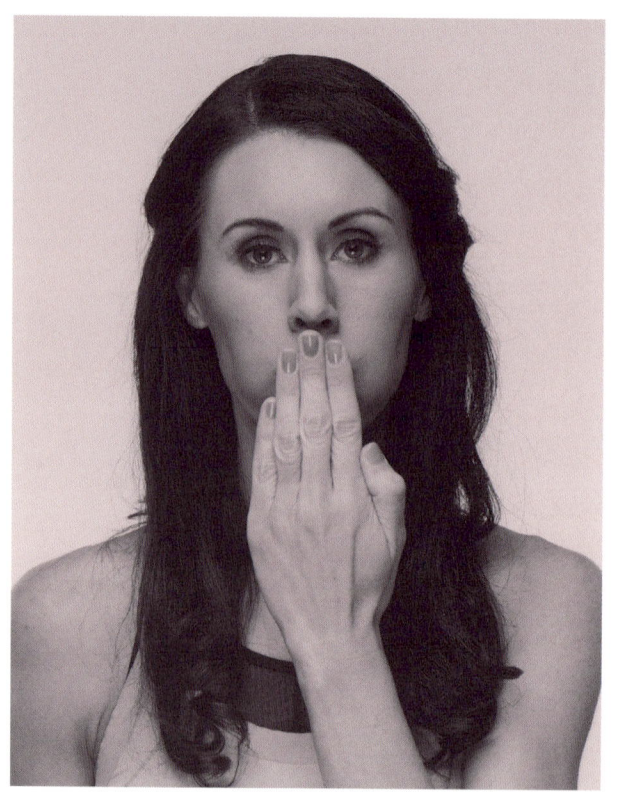

### ✱ 효과

규칙적으로 연습하면 볼 부위를 탄력있게 만드는 데 도움이 된다. 입술에 올린 손가락은 밀어내는 힘을 주어 근육에 더 강한 힘이 들어가게 해준다.

### ✱ 조언

만일 얼굴 근육을 움직이는 것이 처음이라면, 동작을 하는 중간에 몇 번 정도 멈출 수 있다. 그렇더라도 걱정하지 말고 계속한다.

**1** 볼에 공기를 가득 채운다. 한 손으로 입술 부위에 피부를 팽팽하게 눌러준다. 거울을 사용하여 입 주변에 주름이 잡히지 않았는지 확인한다. 코로 숨을 들이쉬면서 한쪽 볼에서 다른 쪽 볼로 공기를 옮긴다. 30초 동안 이 동작을 해준 다음 몇 초간 휴식을 취하고 다시 30초 동안 반복한다. 중간에 멈추지 않고 동작을 완수하려고 노력한다.

# 복어 볼 만들기

PUFFER FISH
ADVANCED

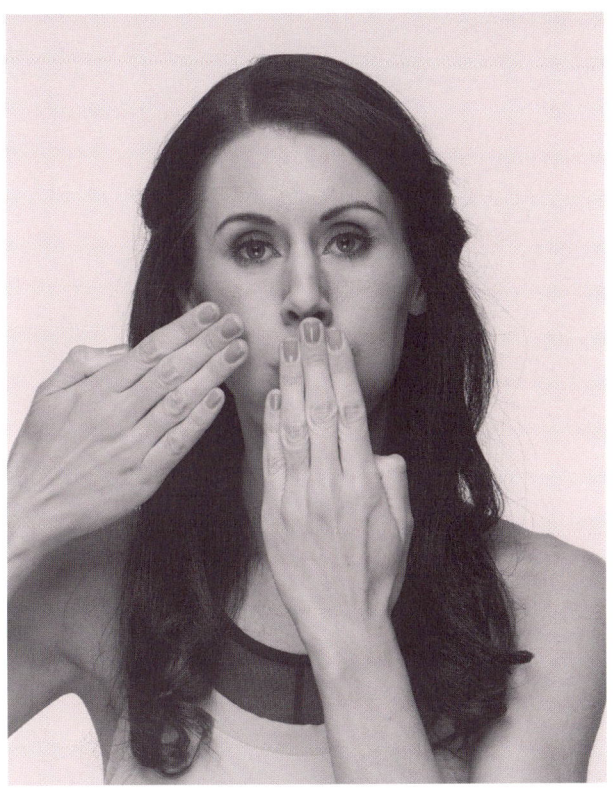

* **효과**

이 동작은 볼을 끌어올리고 단단하게 하는 강화 운동이자 볼 부위에 순환을 개선하여 얼굴에 활력을 주는 얼굴 마사지다.

* **조언**

한 곳만 두드리기 보단 가능한 한 많은 볼 부위를 두드리려고 한다. 볼에 공기를 부드럽게 넣는다.

**1** 볼에 공기를 가득 채운다. 한 손으로 입술 부위에 피부를 팽팽하게 해준다. 거울을 사용하여 입 주변이 쭈글쭈글하지 않은지 확인한다. 양쪽 볼에 공기를 균일하게 넣고 다른 손으로 한쪽 볼을 30초간 두드린 후 다른 쪽 볼도 30초간 두드린다.

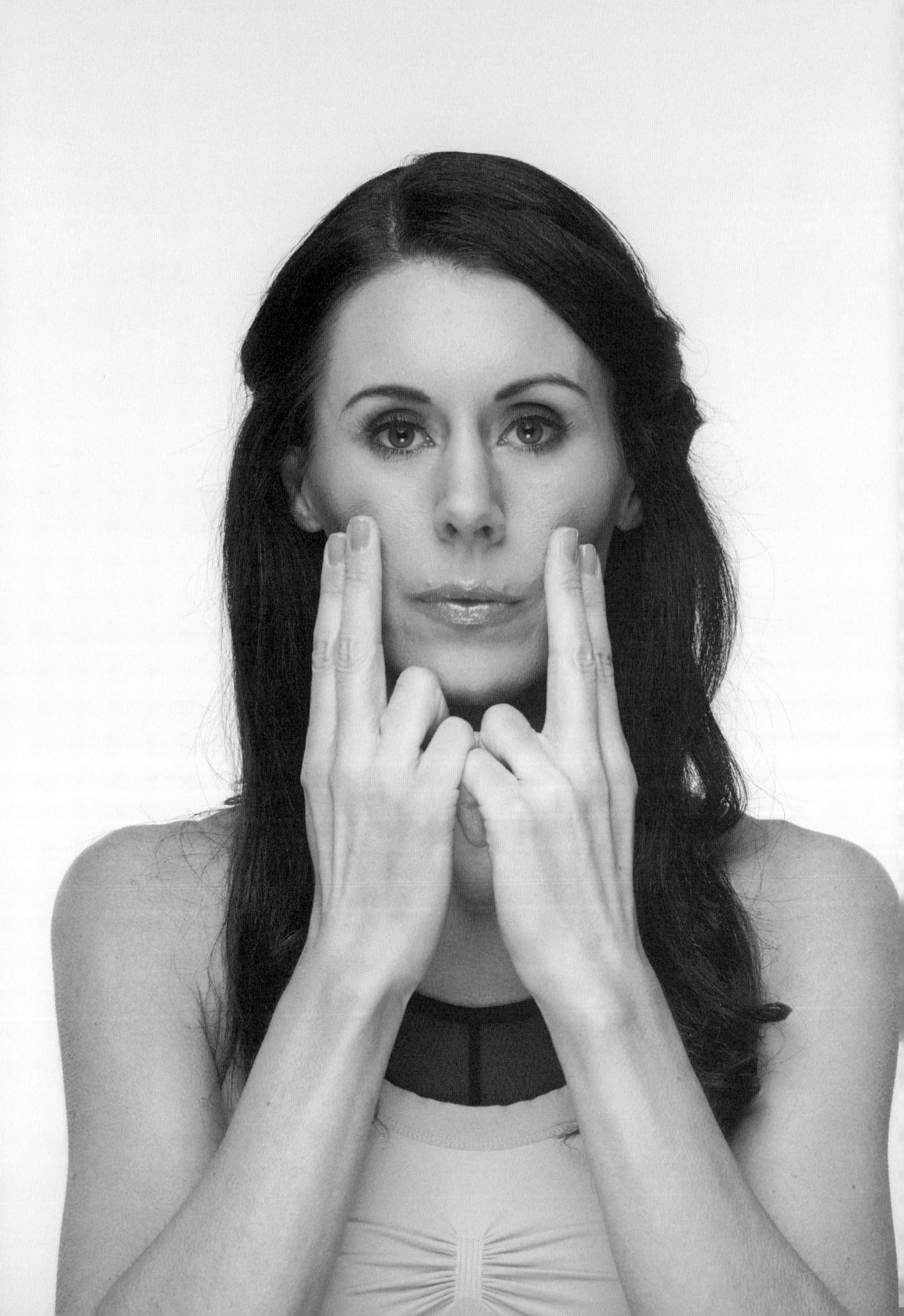

# 광대뼈 튀기기
THE CHEEKBONE FLICK

**✱ 효과**

이 동작을 한 후에는 볼에 있는 기분 좋은 온기가 전해지면서 피부가 생기 있고 화사해 보이게 해준다.

**✱ 조언**

피부가 피곤해 보이거나 칙칙해 보일 때나 즉시 활력을 불어넣고 싶을 때 해보자. 특히 아침에 효과를 발휘한다.

**1** 코 옆 광대뼈 아래에 집게손가락과 가운데손가락을 놓는다. 광대뼈 아래를 3초간 살짝 누른다. 그런 다음 튀기는 동작으로 손가락을 튕겨서 전체적으로 움직인 후 다시 반복한다.

**2** 광대뼈 라인을 따라 볼에 힘을 준다. 손이 더 이상 갈 수 없는 지점까지 반복하며 위쪽으로만 이동한다. 1분 동안 지속한다.

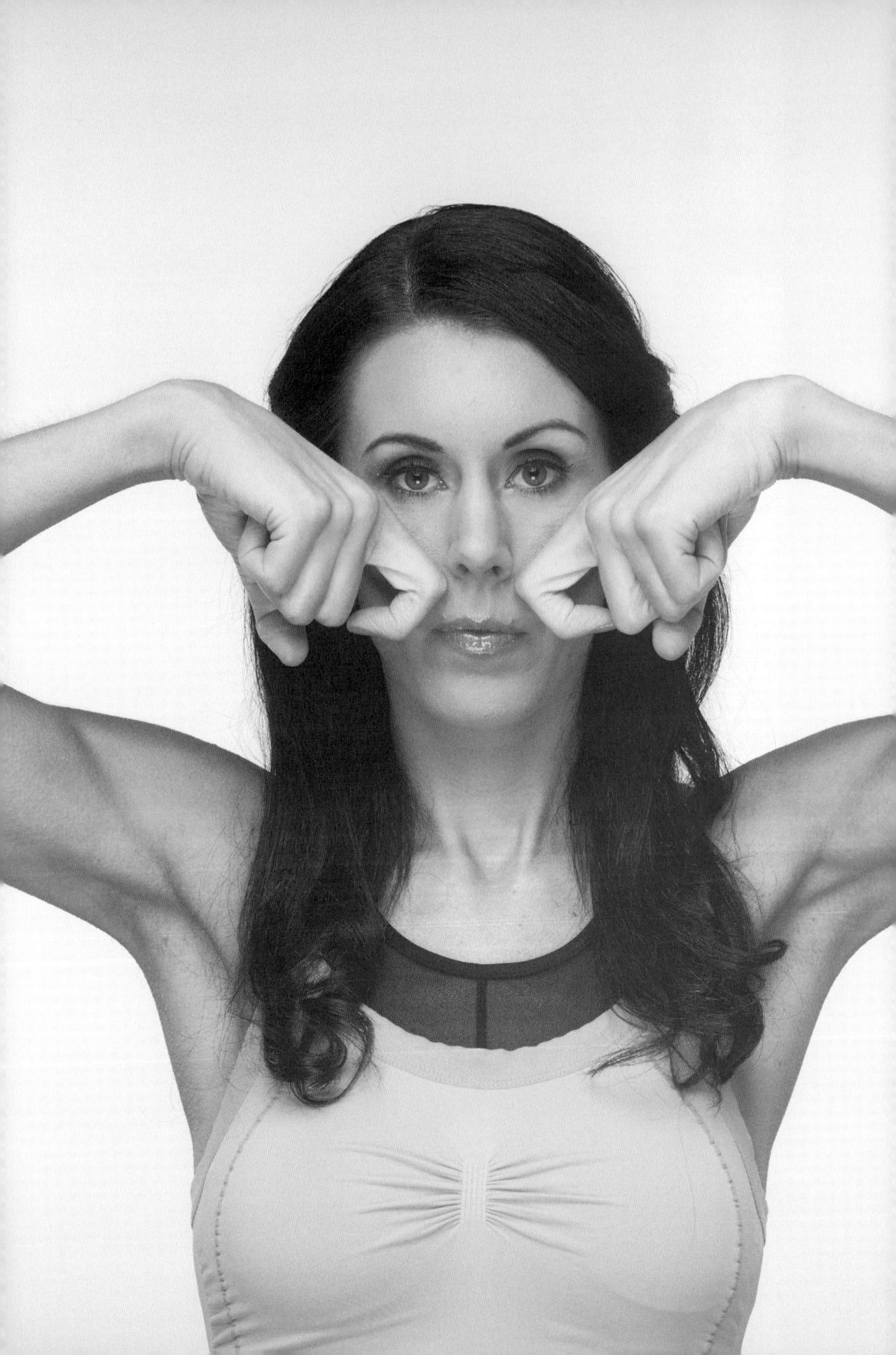

# 광대뼈 고리

THE CHEEKBONE HOOK

**✱ 효과**

볼 근육의 긴장을 푸는 데 탁월하다. 또한 볼이 더 밝아 보이고 힘이 차오르도록 도와준다.

**✱ 조언**

손가락이 더 부드럽게 미끄러지도록 식물성 오일을 바르고 마사지한다.

**1** 집게손가락을 갈고리 모양으로 만든다. 각 집게손가락 마디부분을 코 옆 광대뼈 아래에 놓는다. 광대뼈 안쪽과 아래쪽을 누르고 광대뼈 라인을 따라 손가락 마디를 바깥쪽 위로 부드럽게 밀어준다. 각 광대뼈 끝에 다다르면 위쪽으로만 계속 반복해서 움직인다. 1분 동안 지속한다.

# 팔자 주름 꼬집기

## NASAL LABIAL PINCH

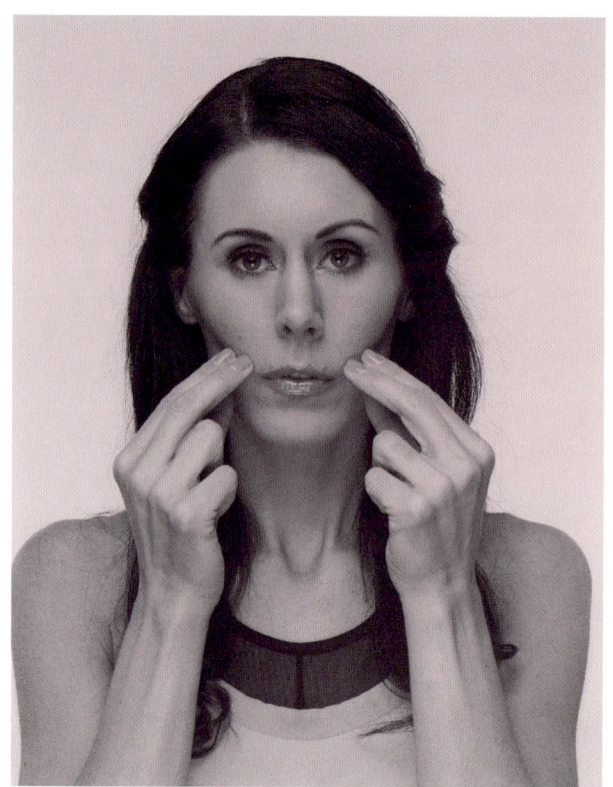

**\* 효과**

꼬집는 동작은 팔자주름 주위의 피부를 통통하고 단단하게 만드는 데 굉장히 효과적이다.

**\* 조언**

피부를 겉면만 꼬집지 말고 근육 아래까지 집도록 한다.

**1** 양손 집게손가락, 가운데손가락, 엄지손가락을 이용해 입술 양쪽 끝 주변을 꼬집어준다.

**2** 입과 코 사이의 라인을 따라 콧구멍 바깥쪽 가장자리까지 위쪽으로 이동하면서 꼬집는다. 다시 출발 지점으로 돌아와서 다시 위쪽으로 이동하면서 반복한다. 30초간 지속한다. 그런 다음 손가락을 입술과 1cm 떨어뜨린 지점에서 꼬집어준다. 마찬가지로 30초간 반복한다.

# *I AM* glowing

나는
빛이 난다

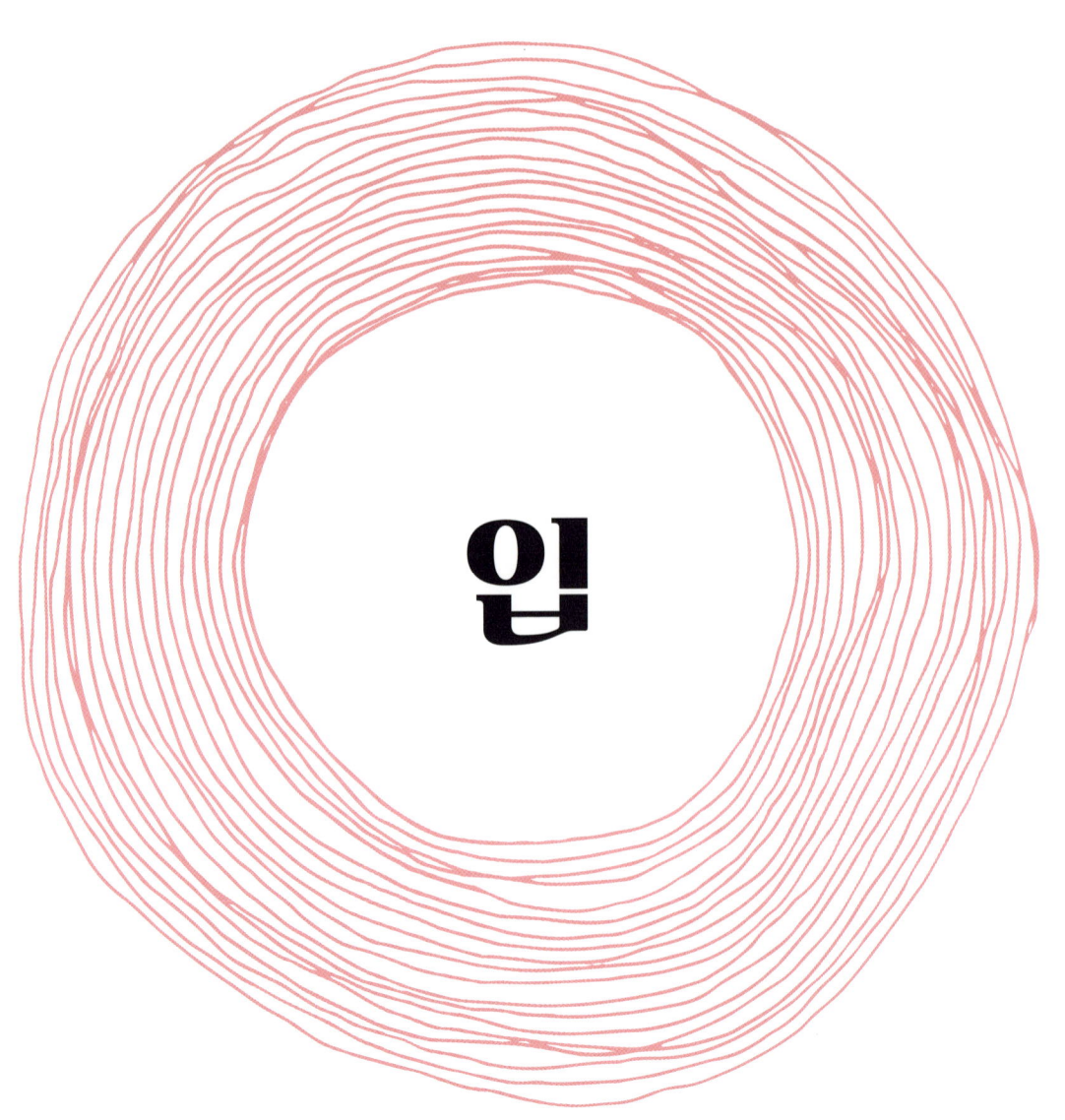

입 부분에는 크게 세 가지로 노화의 징후가 나타난다. 첫째, "담배를 피워서 생긴 주름"이라고 말하기도 하는 작은 수직 주름이 입 주변에 생긴다.
둘째, 나이가 들수록 입술이 얇아지기도 한다. 다시 말하지만 이런 현상은 부분적으로 콜라겐 분비가 줄고, 히알루론산과 전반적인 수분 수치가 감소하기 때문이다.
셋째, 코와 입 사이의 팔자주름과 입과 턱 사이의 마리오네트 주름이 깊어지기 시작한다.

이 장에 '혀 회오리' 동작과 '입 주변 마름모 그리기' 동작은 입 주위의 근육을 강화하면서, 입 주변 피부에 힘을 실어주고 주름을 펴준다.
'물방울 동작'은 팔자주름과 마리오네트 주름을 펴는 데 효과적이며 '입술선 따라 원 그리기'와 '입술 부풀리기' 마사지 기법은 입 주변을 매끄럽게 해주고 입술을 도톰하고 탄력적으로 가꾸어 준다.

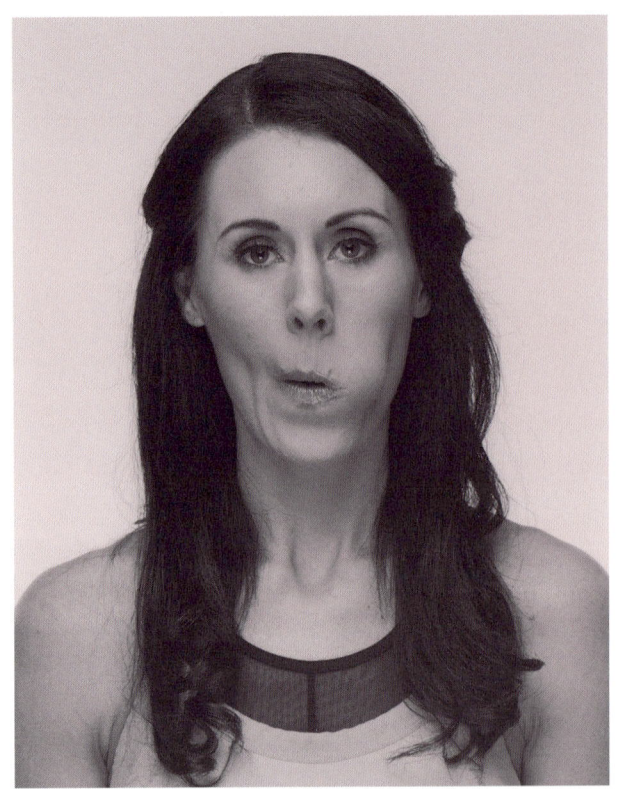

# 혀 트위스터

## THE TONGUE TWISTER

### ✱ 효과

이 운동은 입 주위에 둘러진 입둘레근을 강화하고 탄력 있게 만드는 효과가 있다.

### ✱ 조언

이 동작은 천천히 움직일수록 더 효과를 볼 수 있다. 움직이는 동안 혀가 아프더라도 걱정할 것 없다. 당연한 현상이니!

**1** 혀를 입 한쪽으로 밀어 넣는다. 혀로 원을 그리며 아주 천천히 움직이면서 최대한 입술을 따라 밀어 나간다.

**2** 반대 방향으로 움직인다. 30초 동안 지속한다. 그런 다음 입 주변에 긴장을 푼다. 코로 숨을 깊게 들이쉬고 내쉬면서 모든 근육의 긴장이 완전히 풀어지는 것을 느낀다.

# 레인 드롭
## THE RAINDROP

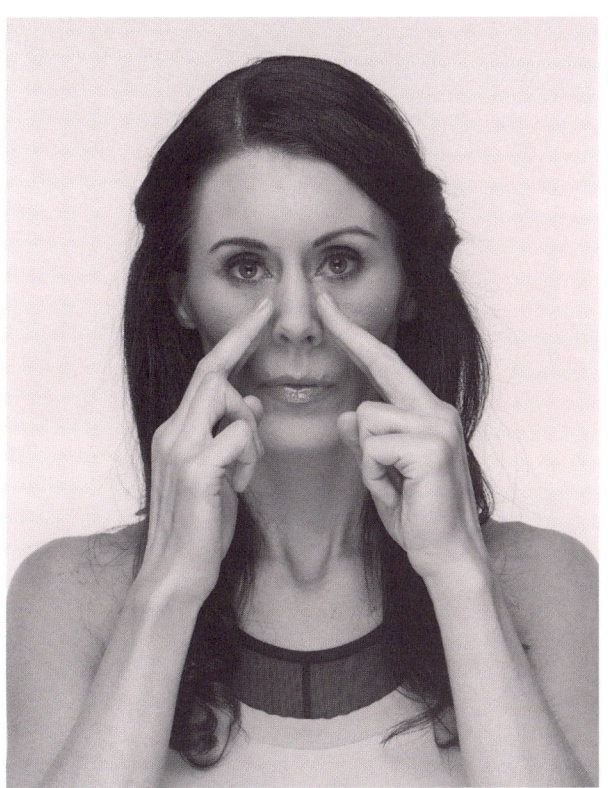

* **효과**

  이 동작은 코와 입 사이에 팔자주름을 펴주고 입 주위의 근육을 강화하는 데 도움을 준다.

* **조언**

  아래로 내려갈 때는 부드럽게 누르고 위로 올라갈 때는 더 깊은 압력을 가한다.

**1** 입을 다물고 긴장을 푼 상태에서 양쪽 집게손가락을 그림처럼 코 가장자리에 놓는다. 손가락으로 물방울 모양을 그린다고 생각하면서 입 아래에서 양 손가락이 만날 때까지 부드럽게 입가를 따라 내린다. 그런 다음 약간 더 힘을 주어 같은 라인을 따라 위로 마사지한다. 30초간 지속한다. 이제 입술로 이를 감싸며 입을 'O'자 모양으로 만들어보자. 그런 다음 같은 마사지 동작을 30초간 반복한다.

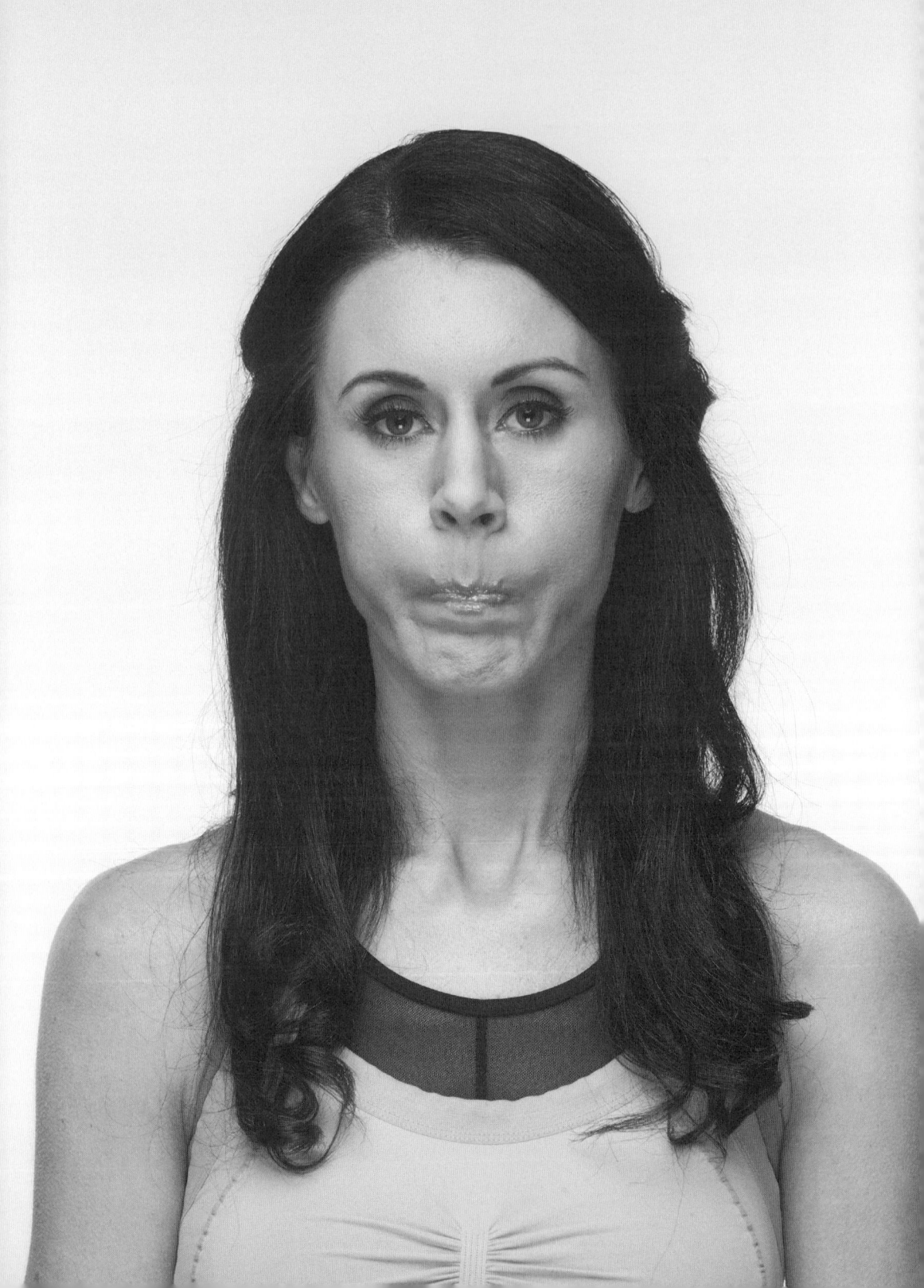

# 입 주변 마름모 그리기
THE MOUTH DIAMOND

**✱ 효과**

이 동작은 볼과 입 주변의 근육을 강화하는 데 도움을 주며, 주름을 펴고 피부에 탄력을 주는 효과가 있다.

**✱ 조언**

운동을 하는 동안 입가에 작은 주름이 보인다면, 한쪽 손 손가락으로 주름진 부분을 팽팽하게 펴서 시행한다.

**1** 립밤을 바른 뒤, 입을 다물고 윗입술 위쪽에 바람을 넣어준다. 코로 숨을 들이쉬고 내쉬면서 3초간 유지한다.

**2** 공기를 한쪽 볼로 옮겨 다시 3초간 유지한다. 다음으로 입술 아래 부분을 불룩하게 부풀린다. 마지막으로 공기를 다른 쪽 볼로 옮긴다. 다시 윗입술 위로 올려 같은 방식으로 방향을 바꾸어 실시한다. 이 순서대로 1분 동안 지속한다.

# 입술선 따라 원 그리기
LIP LINE CIRCLES

**✱ 효과**

이 동작은 입술 주위의 혈류를 원활하게 해주고 입술을 더욱 매끄럽고 도톰하게 만든다. 또한 입술 주름을 펴준다.

**✱ 조언**

동작이 끝나면 입술 각질을 제거한 다음 립밤을 발라준다. 시중에 판매하는 각질크림이나 올리브유와 설탕을 섞어 발라서 제거한다.

**1** 립밤을 바른다. 집게손가락으로 입술 가장자리를 따라 원을 그리며 마사지 한다. 한 지점에서 세 번 정도 원을 그리고 나면, 손가락을 조금씩 미끄러지듯 옮겨가며 입술 선을 따라 계속 이어간다. 출발 지점으로 돌아오면 반대 방향으로 반복한다. 1분 동안 이 순서를 지속한 뒤 다시 립밤을 발라준다.

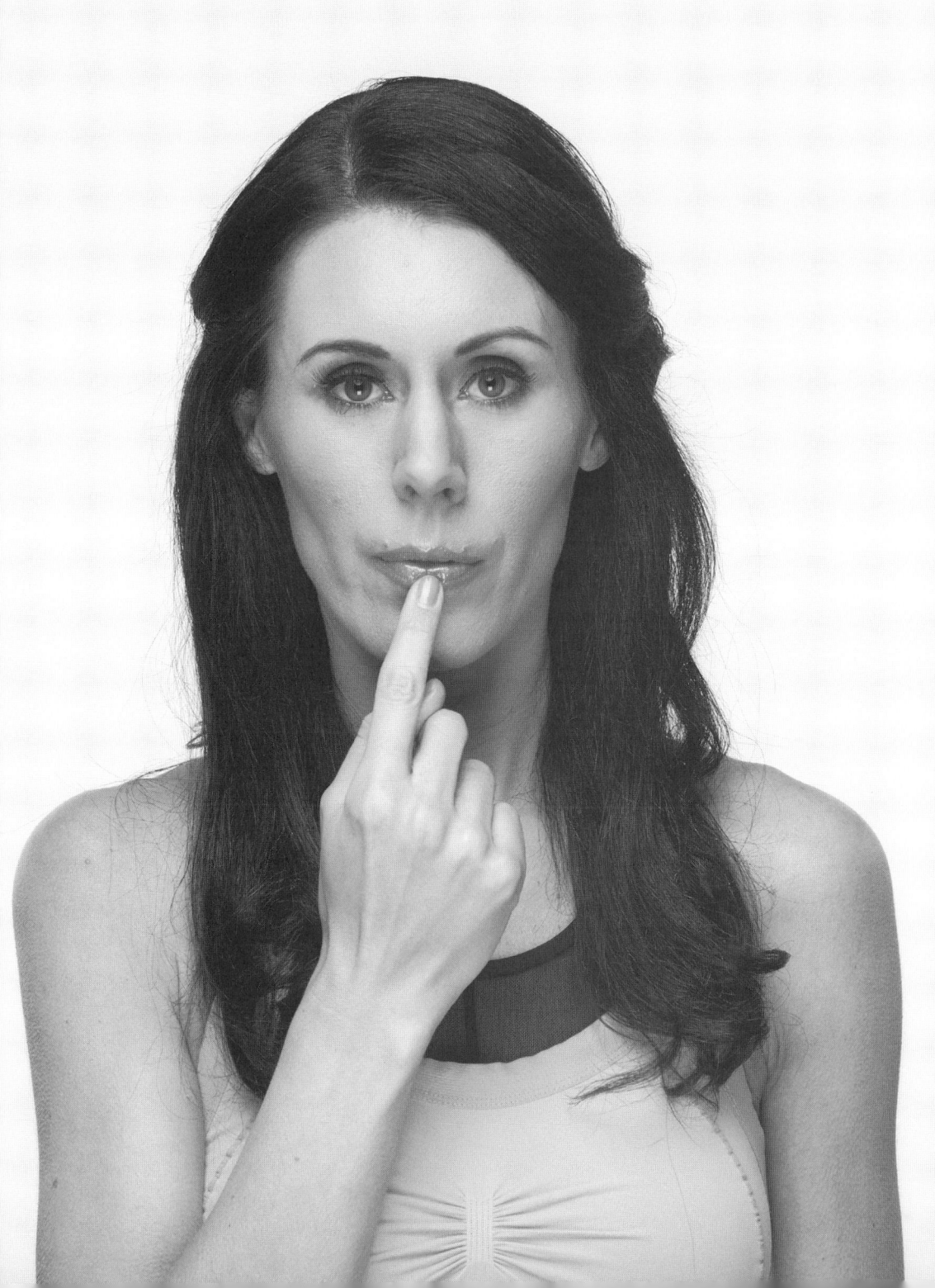

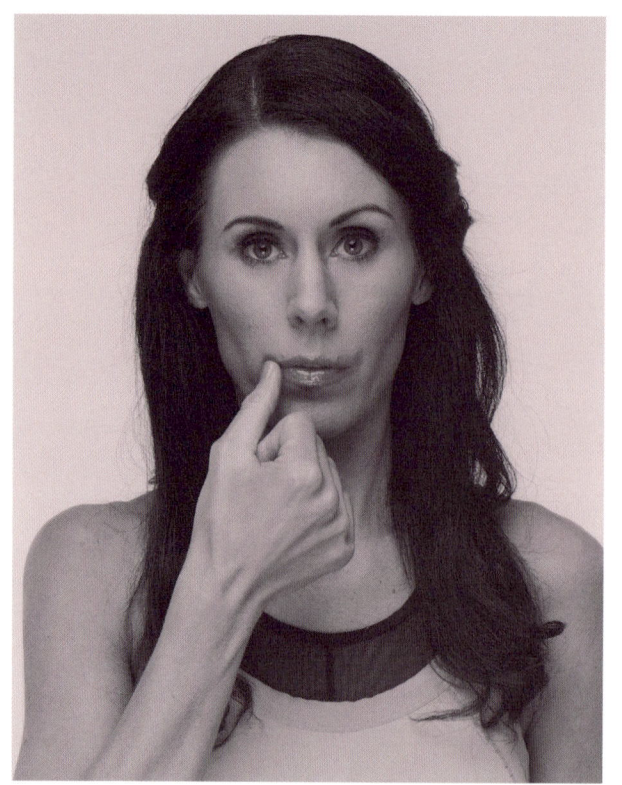

# 입술
# 부풀리기

THE LIP
PLUMPER

**✱ 효과**

이 동작은 입술 부위에 피부와 근육에 맑은 피와 신선한 산소가 통하는데 도움을 준다.

**✱ 조언**

일상생활 중에 입술을 핥지 않도록 한다. 침 속의 소화효소가 입술을 금세 건조하게 만든다.

**1** 립밤을 발라준다. 엄지손가락을 입술과 피부가 만나는 지점에 놓는다. 엄지손가락으로 입술을 팅기며 입술 주변을 따라 움직인다.

**2** 이제 반대 방향으로 반복한다. 아랫입술에는 아래쪽, 윗입술에는 위쪽으로 팅겨줄 것이다. 1분 동안 이 순서에 따라 진행한 후 립밤을 다시 발라준다.

# I'M BEAUTIFUL INSIDE AND OUT

내 몸과
마음은
모두 아름답다

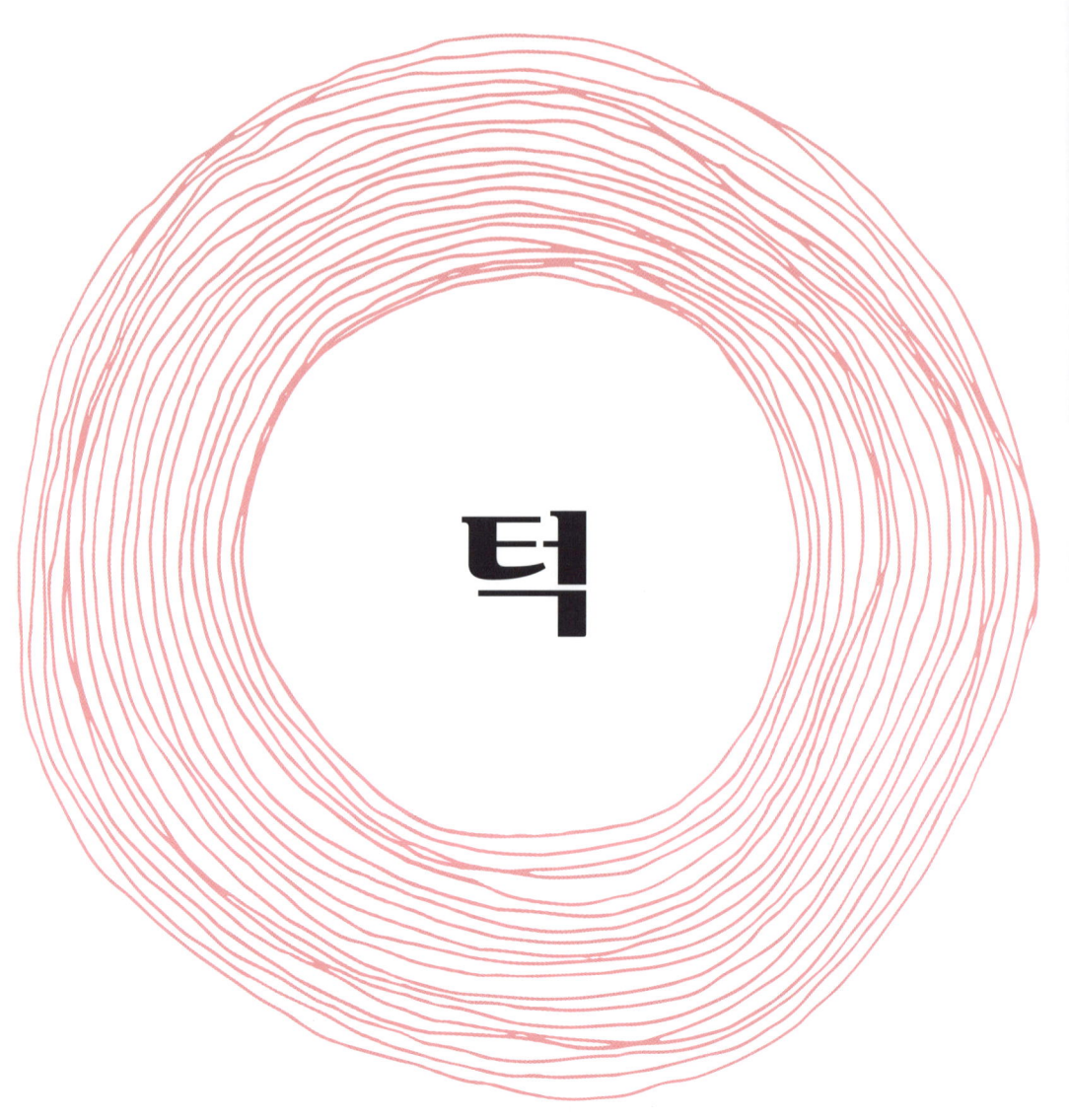

턱 부위는 대개 힘이 실리고 긴장되어 있다. 우리는 알게 모르게 턱을 악물거나 입을 굳게 다무는 데, 이로 인해 씹는 것을 돕는 교근$^{masseter}$이 굳거나 아플 수 있으며, 수면 중에 이를 갈거나, 측두하악관절장애(TMJ, 턱 관절과 턱의 움직임을 조절하는 근육에 통증을 유발하는 증상)와 두통을 일으키기도 한다.

턱 주변 피부는 나이가 들수록 더 축 처지고 느슨해져서 흔히 "두턱"과 "턱처짐"이라는 현상을 유발한다. 과도한 지방으로 턱의 윤곽이 사라지기도 한다. 2장 당신을 위한 페이스 요가에도 이러한 문제에 딱 맞는 해결책으로 유용한 몇 가지 동작이 있지만, 이 장에 나오는 다섯 가지 기법은 턱의 긴장을 완화시키고, 피부 속까지 개선시키며 턱 주변의 주름을 펴는 데 놀라운 효과를 준다.

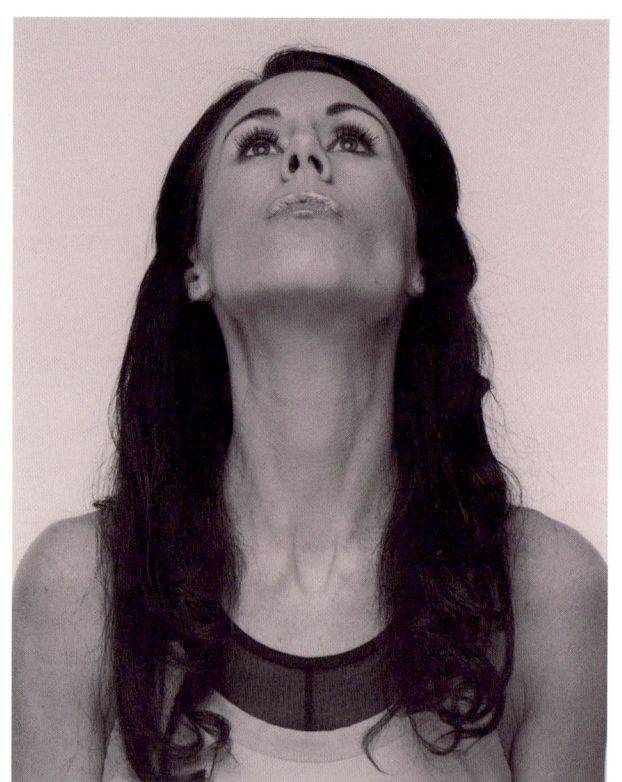

# 목주름 펴기

## HOLD THE PUCKER

**\* 효과**

얼굴 아래쪽에 많은 근육을 강화하고 탄력 있게 해주면서, 이 근육에 붙은 피부를 끌어올리고 탄탄하게 잡아줄 것이다.

**\* 조언**

입을 양쪽이 균등하게 벌리고 있는지 턱의 느낌을 살피거나 거울을 보며 확인한다.

**1** 목에 무리가 가지 않을 만큼 편안하게 머리를 뒤로 젖힌다. 입술을 바깥으로 내밀되 너무 꽉 오므려서 입술 주위에 주름이지지 않도록 "삐쭉"한 정도로 내민다. 30초간 유지한다. 그런 다음 30초 동안 반복해서 입을 열고 닫는다.

# 쇄골 프레스

## THE COLLAR BONE PRESS

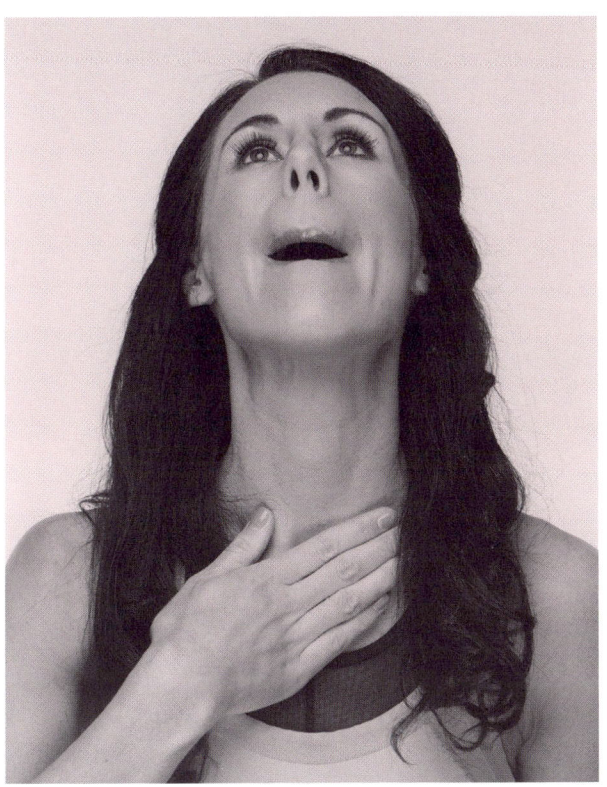

**✱ 효과**

턱선, 목, 볼에 탄력을 높이는 데 아주 효과적이다. 이 방법으로 단련하면 턱밑에 느슨한 피부에 탄력을 주고 목 피부를 당길 수 있다.

**✱ 조언**

"마음의 근육"을 이용해 단련해보자. 근육을 강화하고 탄탄하게 만드는 데 집중한다. 머릿속으로는 "강하지만 느긋하게"라고 말해보자.

**1** 편한 정도로 머리를 뒤로 젖히고 입술로 치아를 감싼다. 이 상태로 입에 미소를 짓고 볼이 당겨지는지 느낀다. 저항력이 생기도록 쇄골 위에 손을 올려서 근육이 더 활발히 움직이도록 해준다. 이 자세를 30초간 유지한다. 잠시 쉬었다가 30초 더 반복한다. 볼에 주름이 생기는 것을 발견하면 쇄골에서 손을 떼고 양손을 이용해 얼굴 양쪽으로 피부를 당겨준다.

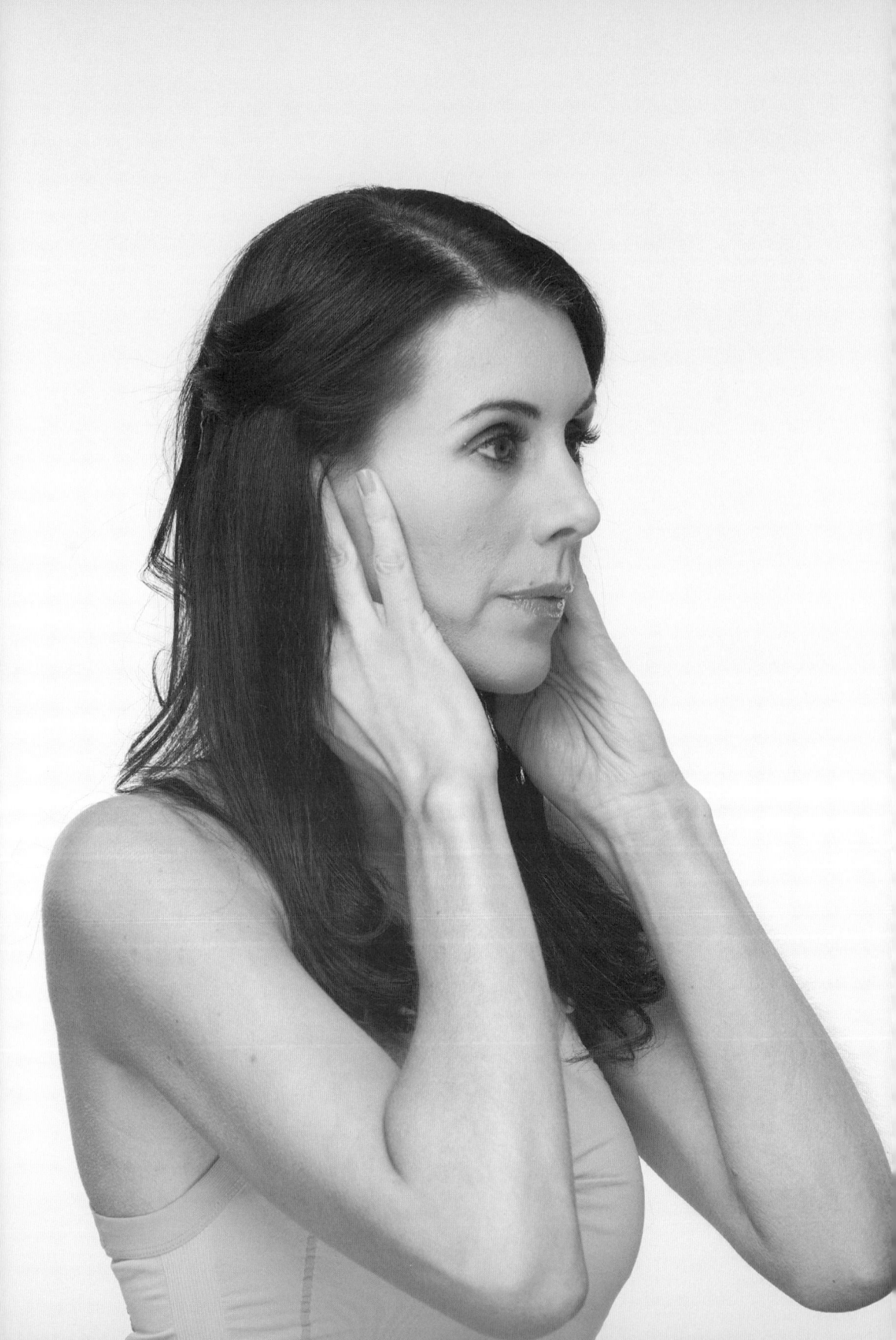

# 귀 쓸기

THE EAR COMB

**✱ 효과**

과도한 림프액은 부기와 칙칙한 피부 톤의 원인이 되는데, 이 동작은 얼굴부터 쇄골 림프절에 흐르는 과도한 림프액을 빼는 데 굉장히 효과적이다. 또한 턱 부분에 더 편안한 느낌을 주도록 이 부위를 개선하고 진정시키는 동작이다.

**✱ 조언**

아주 가볍게 쓸어주는 것이 핵심이다. 림프관은 피부의 중간층인 진피에 있는데 지방조직과 근육보다 표면에 더 가깝다. 근육이 느껴질 정도로 세게 누를 필요는 없다. 아래쪽으로 가볍고 길게 쓰다듬어 준다.

**1** 양손 약손가락과 새끼손가락을 귀 앞으로 빼고 가운데손가락과 집게손가락을 귀 뒤에 놓는다.

**2** 부드럽게 힘을 주어 손가락을 아래로 내리며 목을 완전히 쓰다듬는다. 이렇게 1분 동안 지속한다.

# 턱에 탄력 주기

THE JAW TONER

### ✱ 효과

턱에 긴장을 풀어주거나 방지하는 데 탁월한 동작이다. 스트레스로 인한 턱 통증이나 이를 가는 습관을 개선할 수 있다. 또한 근육으로 흐르는 혈류를 원활하게 해주는 데 도움이 되고 턱을 끌어올리고 탄탄해 보이게 해준다.

### ✱ 조언

세 겹의 피부층을 모두 자극할 수 있게 피부 겉면만 잡아당기기보단 근육 아래까지 잡아서 꼬집어준다. 턱을 따라 쓸어 올릴 때는 손가락이 잘 미끄러지도록 식물성 세럼을 한 방울 정도 발라주면 도움이 된다.

**1** 양손 집게손가락, 가운데손가락, 엄지손가락을 턱에 대고 턱선을 따라 귀 쪽으로 부드럽게 꼬집어 풀어준다. 이렇게 위쪽으로만 움직여서 30초간 지속한다.

**2** 그런 다음 양쪽 엄지손가락을 나란히 턱에 놓는다. 양손이 멀어지면서 턱선을 따라 쓸어 올린다. 손이 귀에 닿으면 떼고 다시 턱에서 시작한다. 이 동작을 30초간 해준다.

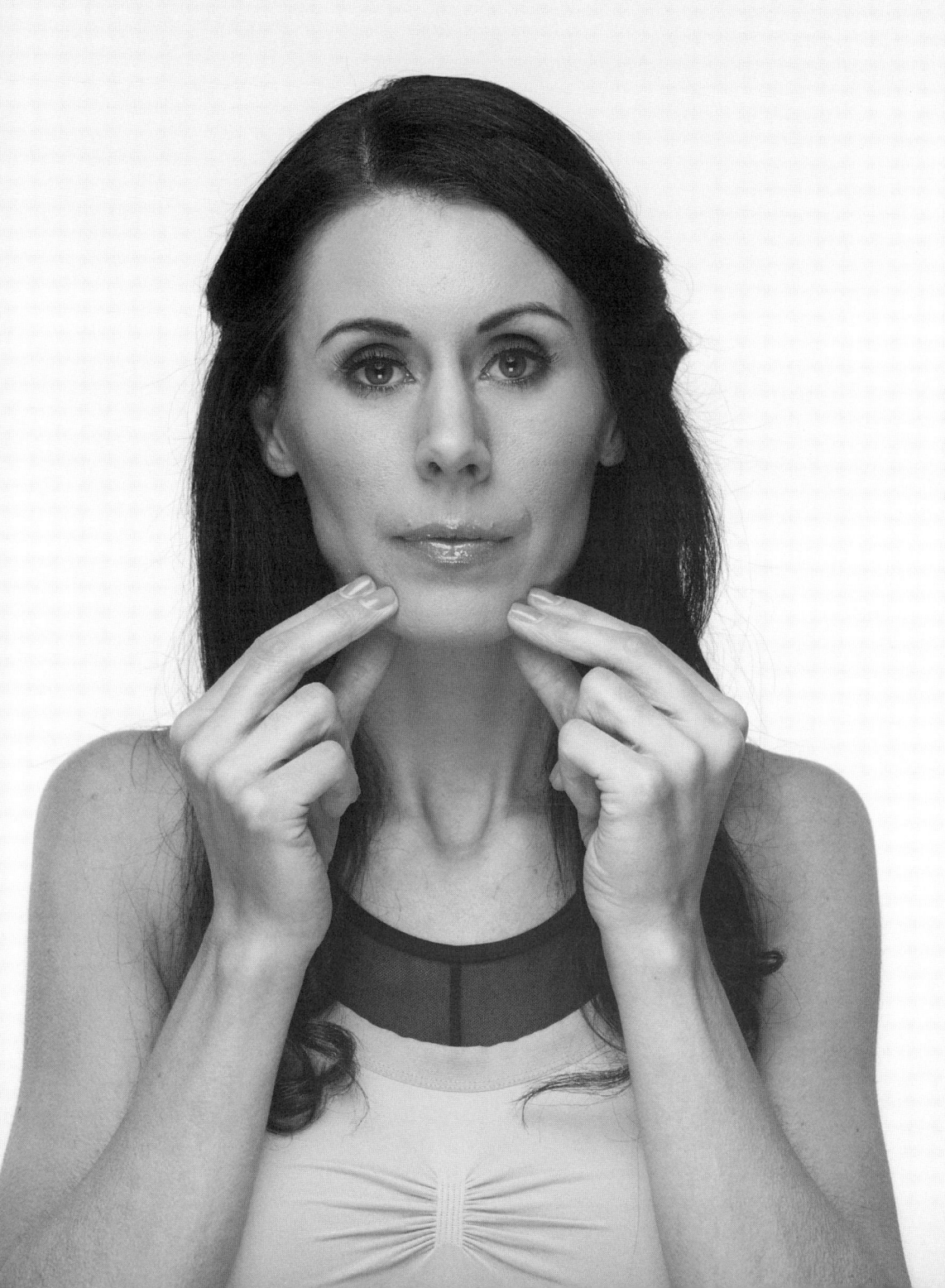

# 턱 간질이기
## CHIN FINGER WIGGLE

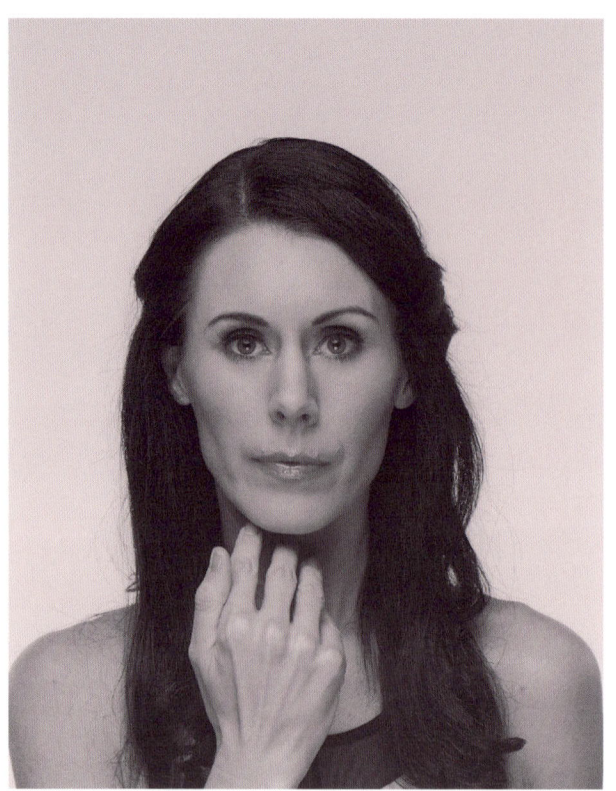

**✽ 효과**

혈액 순환을 개선하여 피부를 밝게 빛나게 해주고 턱밑의 근육을 탄탄하게 잡아주는 데도 도움이 된다.

**✽ 조언**

목을 부드럽게 뻗고 싶거나 얼굴 아래 부분까지 해주고 싶다면 머리를 뒤로 살짝 기울여도 된다.

**1** 한 손에 집게손가락, 가운데손가락, 약손가락 끝으로 턱 아래를 가볍게 두드리며 한쪽 귓불까지 올라갔다가 다시 다른 쪽으로 올라가며 두드린다. 얼굴의 다른 부분은 긴장을 풀고 1분 동안 지속한다.

# I AM FULL OF Joy

나는
기쁨으로
가득 차 있다

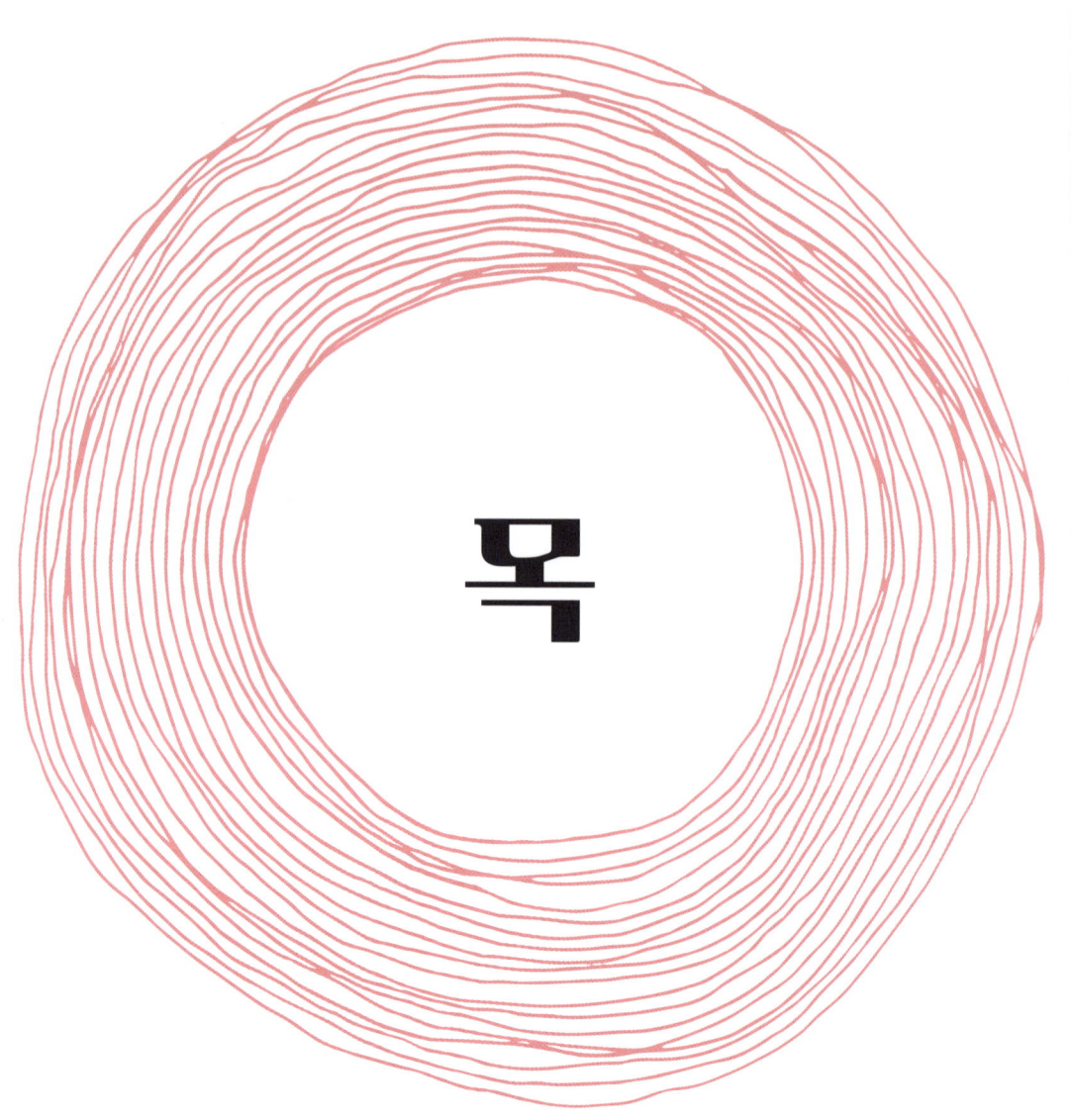

목 부위가 노화하는 데는 몇 가지 이유가 있다. 먼저 콜라겐과 엘라스틴이 감소하여 근육이 이완되고 중력에 의해 아래로 처진다. 반복적으로 휴대폰을 사용하여 끊임없이 시선을 내려다보기 때문에 접힌 선과 주름이 생긴다. 게다가 얇아져가는 목 피부에는 클렌징, 토너 보습, 각질 제거, 자외선 차단도 잊어버리기 십상이다.
목은 쉽게 긴장한다. 이러한 긴장을 줄이고 막으면 확실히 목을 완화시키고 통증을 덜어주는 효과가 있어서, 얼굴의 나머지 부분의 긴장도 완화되고 얼굴이 더 탄력적으로 보인다.

목 부위는 주요 림프절의 본거지이기 때문에 피부가 밝게 만들기 위해 림프액을 배출하는 데 이상적인 곳이다.
이번 장에서는 기본적인 림프액 배출 방법, 어깨 풀기, 목 풀기, 목 탄력주기, 목 마사지법을 배운다.

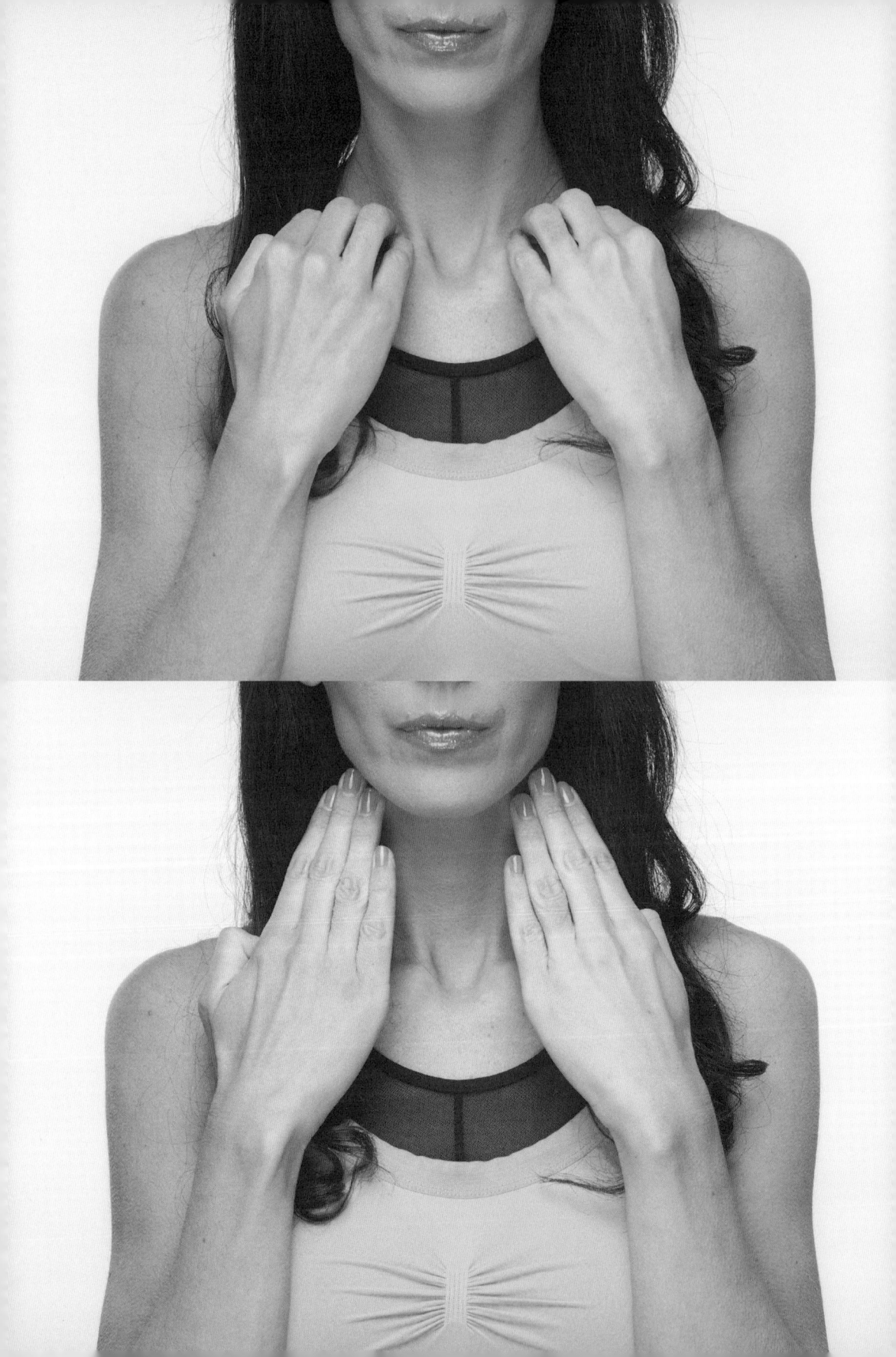

# 목 림프액 배출
NECK LYMPHATIC DRAINAGE

### ✱ 효과

정체된 림프절에 노폐물을 배출시켜서 피부가 밝아지고, 얼굴에 부기가 덜하고, 안색이 맑아진다. 또한 코와 목구멍을 시원하게 해주고 부어오른 분비선을 완화시키는 데 도움이 된다.

### ✱ 조언

2분 동안 리듬 마사지를 했다면 2분간 목을 쓰다듬어준 다음 다시 리듬 마사지를 해준다. 림프관 청소는 여러 번 반복하면서 아주 부드럽게 진행한다. 가볍게 쓰다듬을수록 좋다는 것을 기억하자.

**1** 양손 네 손가락을 쇄골 바로 위에 얹는다. 아주 가볍게 누르면서 위로 튕겨준다. 이 리듬 마사지는 1초당 한 번씩 튕기며 20초 동안 한다.

**2** 그런 다음 목 옆, 윗부분에 손가락을 놓는다. 깃털 같은 손길로 피부가 쓸리지 않게 주의하며 목덜미를 쇄골까지 쓰다듬는다. 손가락을 떼고 시작 지점으로 돌아온다. 20초간 지속한다.

**3** 그런 다음 첫 번째의 쇄골 리듬 마사지를 반복한다.

# 도마뱀 동작

## THE GECKO

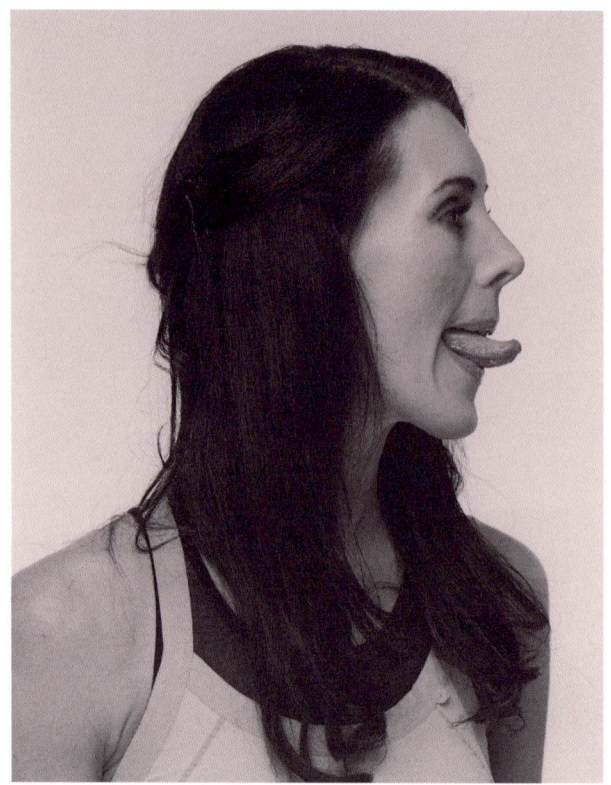

**✻ 효과**

목과 턱의 옆 근육을 들어 올리고 단단하게 해준다.

**✻ 조언**

이 동작의 효과를 높이려면 머리를 돌렸을 때 천장 쪽으로 턱을 조금 더 올려 든다.

**1** 고개를 한쪽으로 돌려 살짝 젖힌다. 혀를 가능한 한 길게 빼서 15초간 유지한다.

**2** 고개를 반대편으로 부드럽게 돌려서 다시 혀를 빼고 15초간 유지한다. 양쪽에 한 번씩 더 반복한다.

# 목 돌리기
## NECK ROLLS

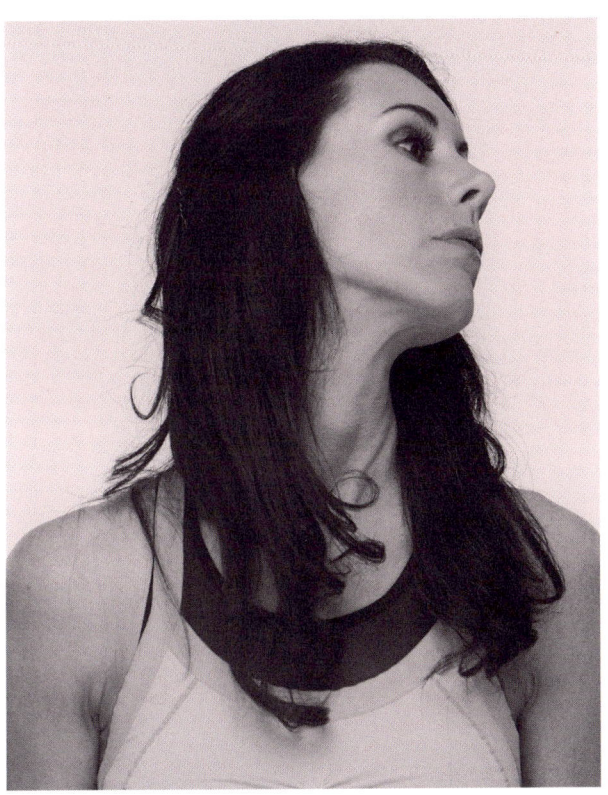

* **효과**

이 요가 동작은 목의 긴장을 줄이고 방지하기 때문에 더 편안해지고, 스트레스도 덜 받고, 더 좋은 자세를 잡도록 돕는다.

* **조언**

목 뒤에 긴장을 덜 주기 위해 입을 살짝 벌린다.

**1** 턱을 가슴 쪽으로 내리고 좌우로 굴리면서 목덜미와 뒷덜미가 펴지는 것을 느낀다. 30초간 지속한다.

**2** 목을 한 방향으로 3회 크게 돌리고, 반대 방향으로 3회 돌린다. 특별히 목에 문제가 있는 경우에는 자신이 편하게 느끼는 동작만 하는 것이 중요하다.

# 목 꼬집기
THE NECK PINCH

**✳ 효과**

이 마사지는 목의 피부를 탄력 있고 매끄럽게 가꾸는 데 도움이 된다. 이 부위를 꼬집어주면 피부 위층에 신선한 피가 돌고, 영양분을 흡수하며, 산소와 맞닿게 해주면서 피부의 해독 능력을 높인다.

**✳ 조언**

꼬집는 정도는 부드러우면서 근육 아래까지 잘 잡아야 한다. 피부를 위로 당기기보단 아래로 꼬집는다고 생각하자. 그리고 목에 있는 피부가 얼마나 얇은지 기억하자. 피부를 손상시키고 싶은 사람은 없다.

**1** 양손 집게손가락, 약손가락, 엄지손가락을 이용해 목 아래 피부를 근육 밑까지 집어 양쪽 목 라인을 따라 부드럽게 꼬집는다. 계속해서 목을 부드럽게 꼬집어 준다. 손을 2cm 떨어진 지점으로 옮겨 다시 하단에서 시작해 위쪽으로 이동하며 같은 방식으로 꼬집는다. 첫 번째 위치로 돌아가서 1분 동안 이 순서로 계속한다.

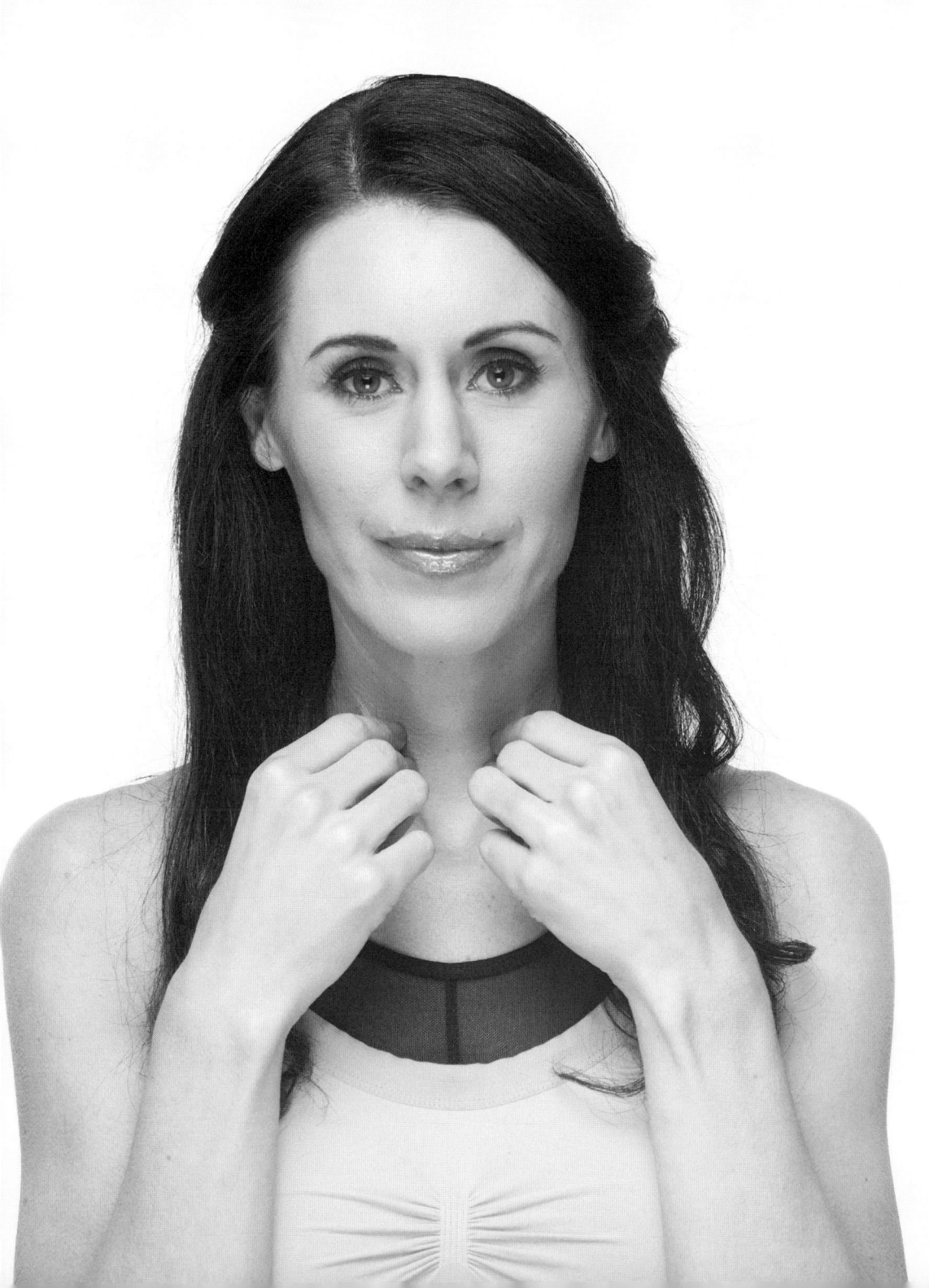

# 숄더 핵
## (어깨 치기)

THE SHOULDER HACK

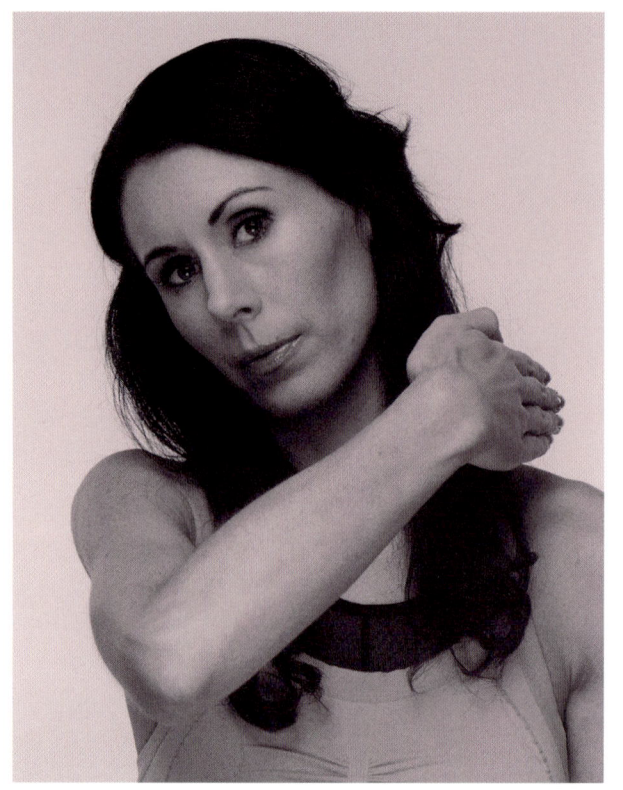

### ✱ 효과

어깨와 목의 긴장을 풀어주는 데 도움이 되고, 목 부분에 유연성과 자세를 개선한다.

### ✱ 조언

천연 성분인 근육진정 오일과 함께하면 정말 효과적이다.

**1** 오른쪽 귀가 오른쪽 어깨에 오도록 머리를 오른쪽으로 기울인다. 한쪽 손날로 목과 왼쪽 어깨가 만나는 부위를 20초간 두드리거나 "찍는다."

**2** 같은 손을 이용해 10초간 어깨를 부드럽게 주무른다. 머리를 왼쪽으로 기울여 반복한다.

# I AM
## confident

나는
자신 있다

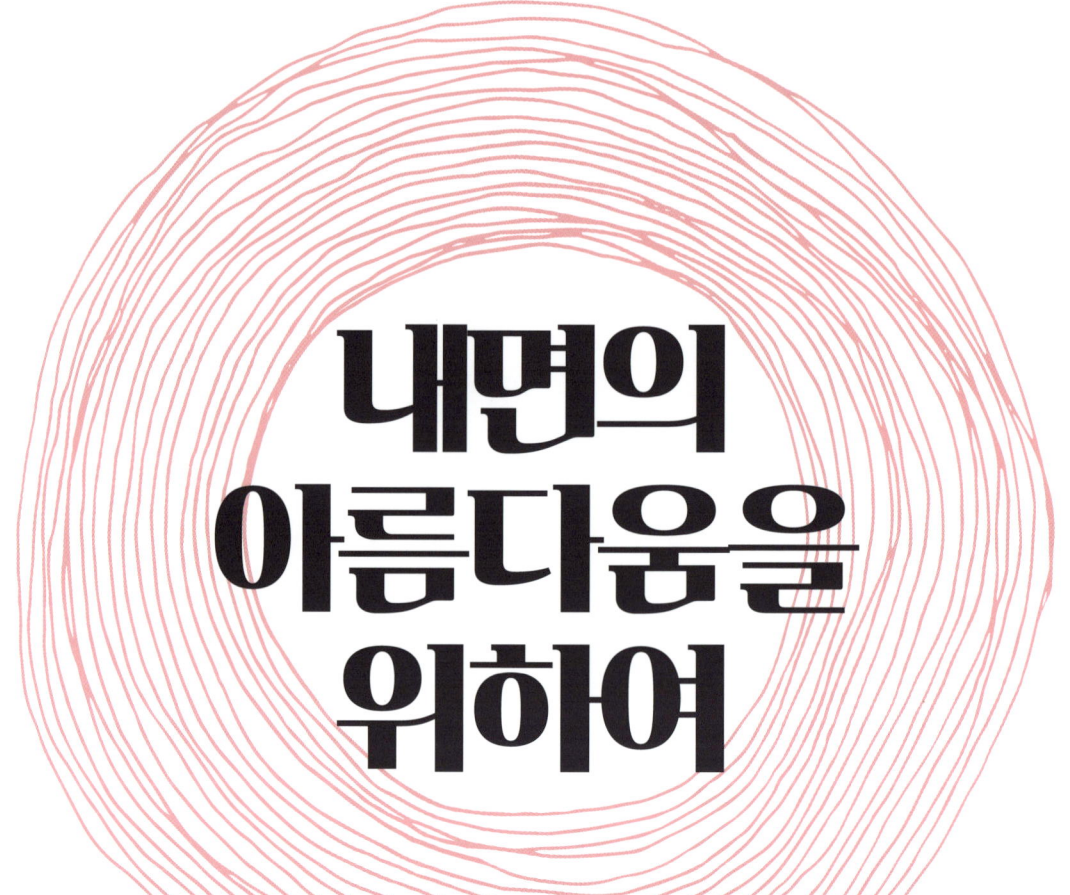

내면의 아름다움을 위하여

운동, 마사지, 지압, 휴식 모두 대단히 중요하지만, 원하는 미적인 결과를 얻기 위해서는 먹는 음식, 자기 관리, 몸과 마음에서 일어나고 있는 일을 포함한 생활 방식이 중대한 역할을 한다.

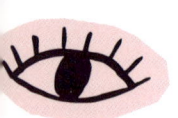
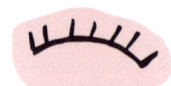

# 당신이 먹는 음식이 곧 당신이다

우리가 먹는 음식은 페이스 요가를 매일 하는 것만큼이나 피부에 중요하다. 건강한 생활 습관은 빛나는 피부와 칙칙하고 건강하지 못한 피부의 차이를 만든다. 더 건강한 자연식품을 먹는 쪽을 선호하고 건강하지 못한 음식을 줄이기 시작하면 자신의 최상의 모습을 보고 느끼려는 목표에 한 발 더 다가갈 수 있다.

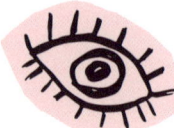

### 피해야 할 음식

정제된 설탕, 알코올, 카페인은 얼굴을 노화시킨다는 것으로 증명되었고 대체로 건강에 부정적인 영향을 끼친다. 마찬가지로 튀김, 정제식품, 가공식품을 줄이는 것도 중요하다. 우리는 모두 전혀 다르게 살고 있다. 누군가는 유제품, 글루텐, 고기 같은 음식이 피부나 건강 전반에 해로울 수도 있고, 또 어떤 사람은 건강에 좋고 균형 잡힌 식단의 한 요인으로 소식을 하기도 한다. 의료 전문가의 소견 없이 식품군을 통째로 배제하지 않는다. 자신의 피부에 특정 음식을 먹이지 않겠다고 결정했다면, 놓칠 수 있는 영양소를 함유한 다른 음식을 찾아보자.

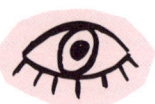
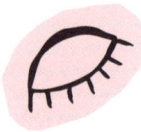
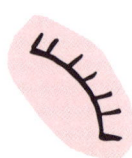

## 피부의 갈증을 풀어주자

수분 섭취는 페이스 요가 생활에 힘을 보태는 핵심 요소다. 림프관 배수와 순환에 도움을 주는 등 피부에 많은 이점을 주기 때문에 피부를 맑고 매끄럽게 만드는 데 도움을 준다. 또한 물은 건성피부의 갈증을 해소한다. 피부가 덜 건조하고 그에 따라 주름이 덜 뚜렷해진다는 의미이기도 하다.

아침에 2~3리터(3½~5¼파인트)의 물을 병에 채워두고 하루 종일 마시다 보면 얼마나 물을 마시고 있는지 가늠할 수 있다. 앉은 자리에서 한꺼번에 많은 양을 마시는 것보다 서서히 조금씩 마실 때 몸에 수분을 잘 보유할 수 있다.

## 푸드 히어로즈

이제부터 소개할 음식은 건강에 좋고 빛나는 피부를 가꿔주며 페이스 요가와 우리의 건강을 도울 수 있는 영양이 풍부한 음식들이다. 몸 안팎으로 영향을 공급하여 생기 있는 피부가 되기 위해 이 중 몇 가지 음식을 자신의 식단과 미모관리체제에 매일 포함시키자.

## 몸에 수분을 채우는 베스트 푸드

수박은 92%의 수분 함량으로 수분이 가장 많은 과일이다. 또한 칼륨, 마그네슘, 나트륨과 같은 필수 영양소를 함유하고 있다. 콜라겐 합성에 필수인 비타민 C가 풍부하며, 수박 안에 베타 카로틴beta carotene과 리코펜lycopene 성분은 몸의 SPF(자외선 차단 지수)와 함께 작용하여 유해한 광선으로부터 피부를 보호한다.

시금치는 황산화 비타민 A가 풍부하여 피부세포를 건강하게 해주고 피부의 회복을 돕는다. 비타민 C 함량이 콜라겐 생성을 돕고, 비타민 K는 혈관을 튼튼하게 해주기 때문에 다크서클과 염증을 개선한다.

복숭아는 다이어트 식단에 넣기 좋은 음식이자 피부에 수분을 채우고 피부를 단단해 보이도록 도와준다. 89%의 수분 함량을 가지고 있고, 콜라겐을 형성하고 독소로 인해 활성산소가 손상을 입히지 않도록 막아주는 비타민 C가 풍부하다. 또한 복숭아는 칼륨이나 망간과 같은 피부 친화적인 물질도 함유하고 있다.

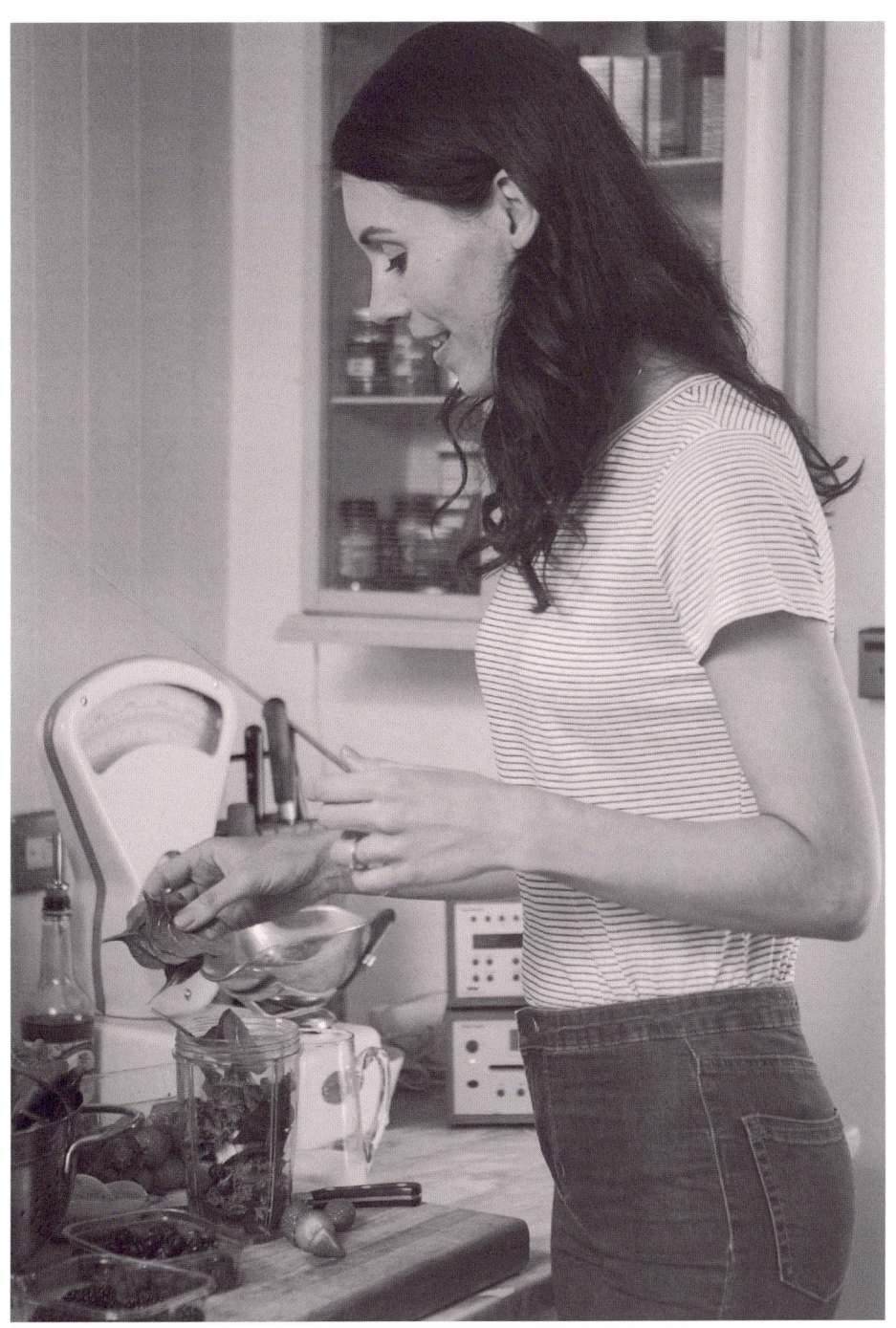

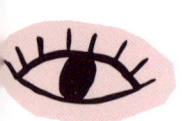
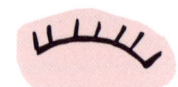

코코넛 워터는 전해질(유체 균형을 유지하는 좋은 소금과 미네랄) 함량이 높아 운동 후 수분을 채워주기에 물보다 좋다는 것이 입증됐다. 또한 활성산소로 손상되는 현상으로부터 세포를 보호하는 항산화제가 풍부하다.

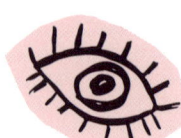

오이는 채소 중에 수분 함량이 가장 높아 피부에 아주 좋다. 오이는 눈 주변 피부에 활력을 불어넣어 주기로 유명하다. 나는 아직도 눈 부위를 집중적으로 식히고, 수분을 공급하고, 부기를 빼는 데 이보다 좋은 음식을 보지 못했다.

## 피부에 탄력을 주는 베스트 푸드

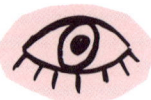

렌틸콩은 식물성 단백질을 아낌없이 지원하는 공급원으로, 피부 안에 근육과 콜라겐에 힘을 불어넣는다. 렌틸콩은 우리의 식단에서 풍부한 영양을 주고 다채로운 능력을 발휘한다. 근육의 긴장을 풀고, 수면을 돕고, 신경계를 안정시키는 마그네슘과 같은 비타민과 미네랄이 풍부하다.

퀴노아는 컵당 11g(1/3온스)의 단백질을 함유하고 있으며 9개의 필수 아미노산이 모두 풍부해 현재 가장 좋아하는 음식 중 하나로 꼽힌다. 글루텐이 없고, GI지수가 낮으며, 채식주의가 가능하고, 섬유질도 많으며, 비타민과 미네랄이 유난히 많다.

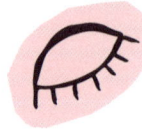
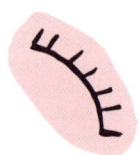

견과류는 오메가3의 훌륭한 공급원이자, 피부에 견고함을 주고 염증을 가라앉히는 등 여러 가지 이점을 가지고 있다. 다양한 종류의 견과류에 피부를 치유하는 비타민 A, E, 아연, 셀레늄이 들어있다. 견과류는 훌륭한 단백질 공급원으로 이 중 아몬드는 한 컵 당 30g(1온스)으로 단백질이 가장 높은 견과류 중 하나다.

요거트는 피부에 바르기 좋은 천연 마스크 팩이다. 알파 하이드록실산(AHA) 성분을 포함한 천연 각질제거제 기능을 하는 젖산이 함유되어 있다. 따라서 죽은 피부 세포를 제거해주고, 피부를 더욱 부드럽고 탄탄해 보이게 해준다. 또한 소염제, 치유, 진정 효과가 있는 아연과 프로바이오틱스도 함유하고 있다. 피부에 두텁게 바르고 20분간 휴식을 취한 뒤 따뜻한 물과 고운 모슬린 천으로 닦아낸다. 그런 다음 토너를 바르고 보습제를 발라준다.

## 빛나는 피부로 가꿔주는 베스트 푸드

토마토에는 태양의 자외선으로부터 피부를 방어한다고 증명된 리코펜 함량이 높다. 건강한 피부를 위해 필요한 비타민 C와 비타민 A도 풍부하다.

베리는 황산화제가 가장 많이 함유된 과일로 피부의 활성산소가 피부에 손상을 입히는 것을 방지하는 데 도움이 된다. 또한 피부 손상을 줄이고 예방하는 엘라산과 비타민 C가 풍부하다. 베리의 성분이 피부의 콜라겐을 파괴하는 효소의 생성을 막을 수 있다는 연구 결과도 나왔다.

당근은 건조한 피부, 습진, 여드름이 나기 쉬운 피부에 중요한 비타민 A와 C를 풍부하게 제공한다. 또한 당근의 카로티노이드 carotenoids는 피부에 상처를 치유하고 눈을 건강하게 회복하는 데 유용한 효과를 준다.

아보카도는 비타민 A, C, E, 칼륨, 필수지방산, 피부에 수분을 회복시켜 주는 지방물질인 레시틴이 풍부하다. 아보카도의 올레산 oleic acid은 건조하고 자극적인 피부에 보습과 진정 효과가 있다고 입증되기도 했다.

마누카 허니는 영양이 풍부한 얼굴 마스크 팩으로 쓰이고 여러 연구에서 피부를 맑게 하고 피부 회복, 여드름 치료, 염증 완화에 상당히 효과적인 것으로 나타났다. 노화 방지 효과가 있는 보습성분이 뛰어난 것으로 유명하다. 깨끗한 피부에 바르고 15분 정도 그대로 두었다가 따뜻한 물과 모슬린 천으로 닦아준다.

## 피부 정화에 좋은 베스트 푸드

생강은 관절과 피부에 영양분을 공급하는 항염증 화학 물질인 진저롤 **gingerols**을 함유하고 있다. 얼굴에 활성산소로 인한 손상으로 노화가 일어나는 것을 보호하는 항산화제가 풍부하다.

올리브에는 자외선과 오염물질로부터 피부를 보호하는 비타민 E가 가득하다. 올리브와 올리브유는 항염증 성분을 가지고 있어 피부를 정화하는 효과가 있다.

버섯은 염증을 줄일 뿐만 아니라 에너지와 스트레스 수치를 줄이는 데 중요한 비타민 B 함량이 높다. 보습력을 높이는 다당류, 건강한 피부를 위한 셀레늄과 비타민 D가 함유되어 있으며, 피부 개선 및 재생에 효과적인 항산화제가 포함되어 있다.

케일은 얼굴, 몸, 정신을 위한 영양 집합소다. 오메가3와 오메가9의 균형 때문에 건강하고 빛나는 피부를 위해 케일을 섭취하길 추천한다. 오메가3와 오메가9는 모두 항염증, 윤활제, 보습 효능을 지니고 있다. 특히 뼈에 좋은 비타민 K 함량이 높다. 케일은 황산화 성분이 매우 높아서 이상적인 피부 식품으로 자리 잡았다.

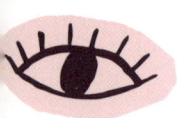
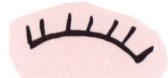

# 자신을
# 사랑하기

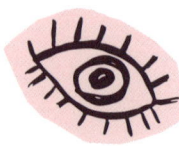

거울을 볼 때 가장 먼저 무슨 생각이 드는가? 자신에게 솔직하게 얘기해보자. 자신을 되돌아보는 방식이 비판적인가? 그렇다 해도 분명한 것은 혼자만 그런 게 아니다. 우리는 스스로에게 말하는 부정적인 말들을 의견이라 하지 않고 현실이라고 확신한다. 이러한 사고방식은 우리의 건강한 삶과 신체에 굉장히 파괴적인 영향을 미치고 우리의 나날들 곳곳에 스며든다.

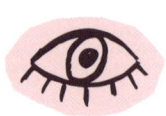

부정성을 고치고 자기애를 높이기 위해 유용한 훈련은 "좋은 점 목록"을 만드는 것이다. 좋아하고 사랑하기까지 하는 자신의 모습 10가지를 간단하게 적는다. 최소 이 중에 5개는 자신의 얼굴 생김새에 관한 내용이어야 한다. 목록을 채우기가 너무 힘들다면 친구, 파트너 또는 가족들에게 도움을 청해보자. 이 목록은 매일 볼 수 있는 곳에 두어라.

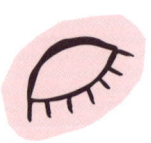

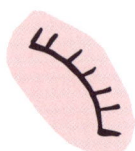

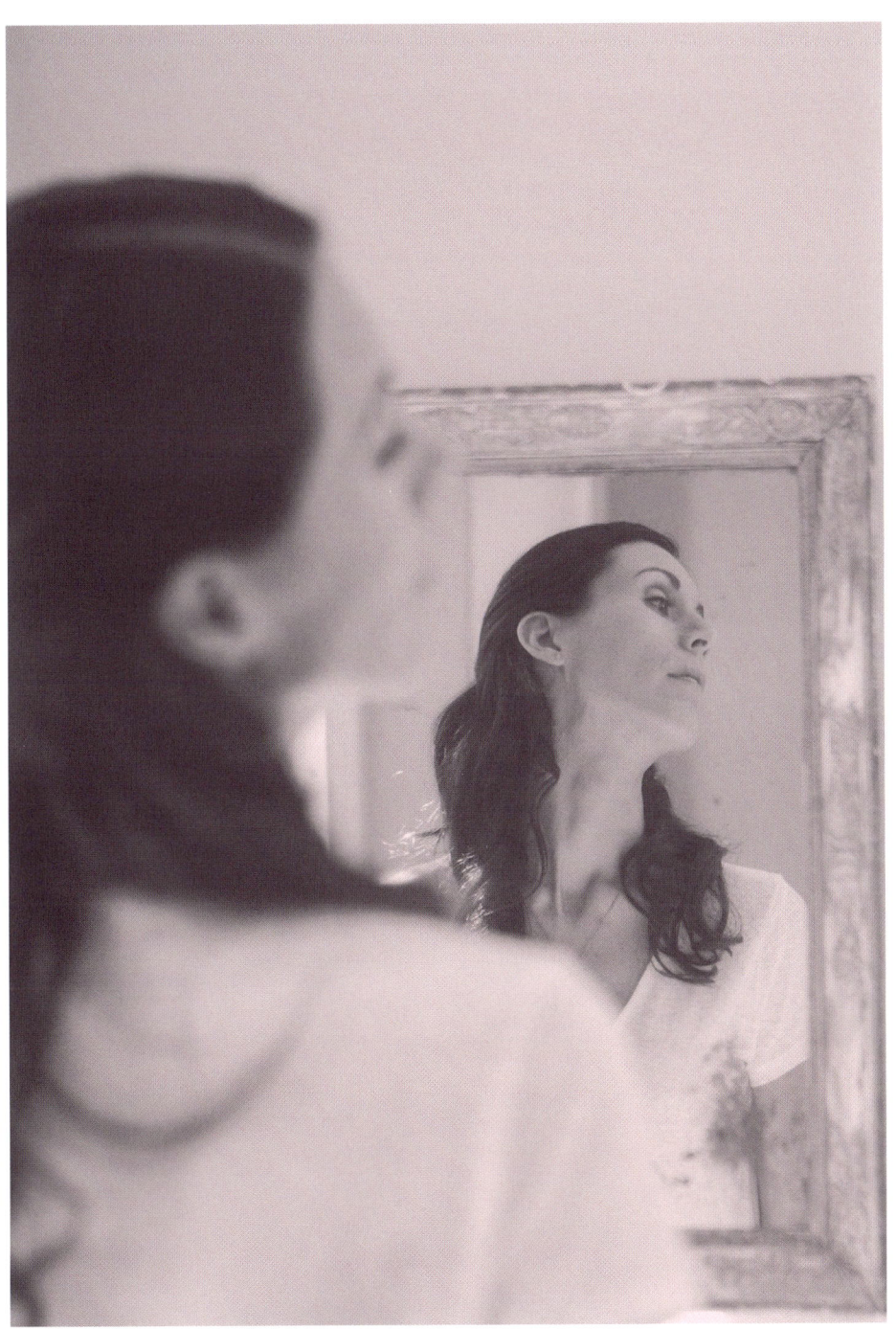

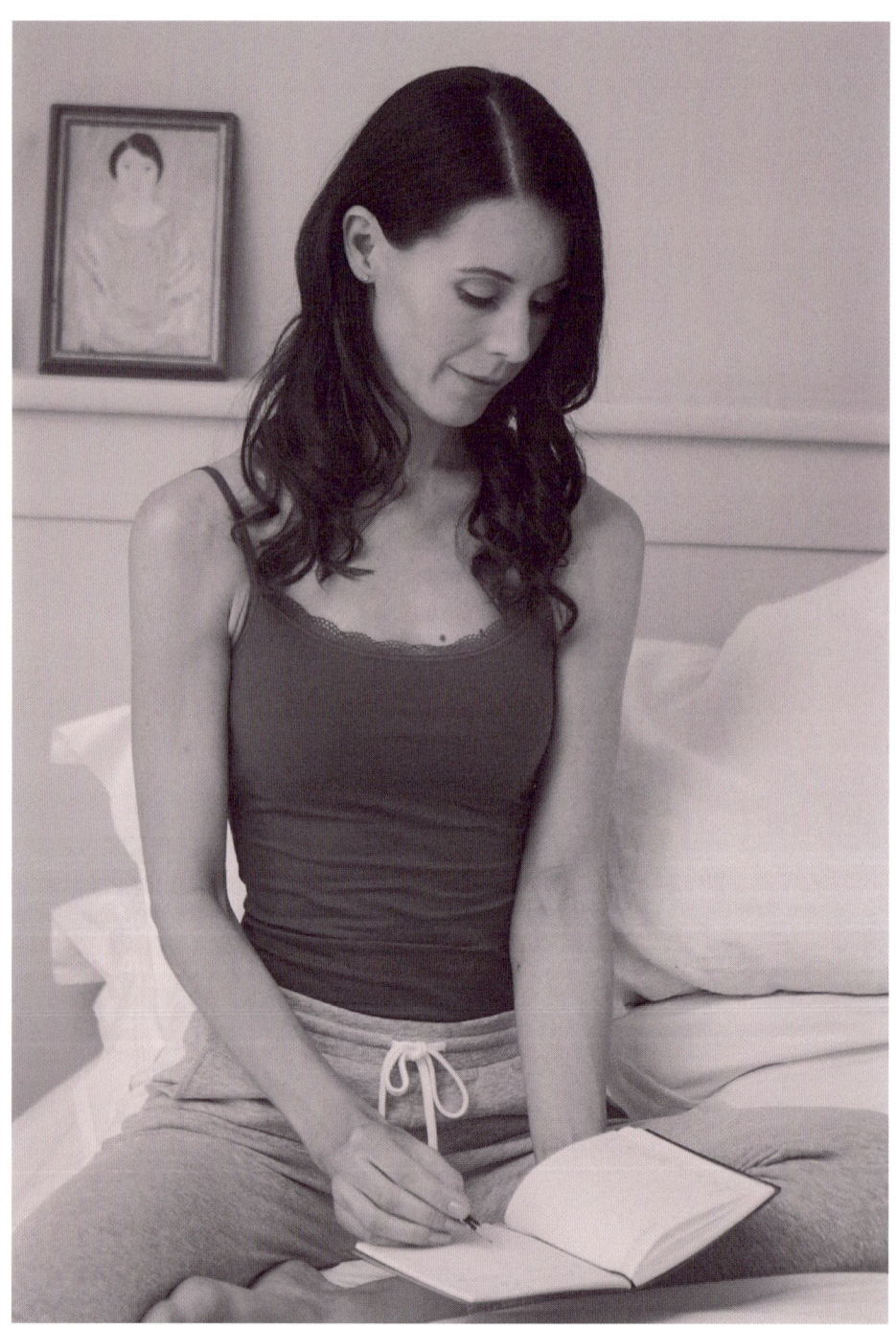

# 보살피기

"나를 보살피자." 이 여섯 글자를 큰 소리로 말할 때 어떤 기분이 드는가? '그래, 이건 정말 중요하고 이제 내 자신을 돌보기 위해 많을 일들을 할 거야' 하고 생각할 수도 있다. 또는 자신이 스스로를 충분히 보살피지 않는다는 것을 즉시 깨달을 수도 있고, 자신을 위한 일을 할 때 죄책감을 느끼거나 이기적이라고 생각한다는 것을 알게 될 수도 있다.

나는 여기서 자신을 보살펴야 한다고 말하려 한다. 이러한 생각은 이기적이지 않으며, 자신을 돌보는 것에 죄책감을 느끼지 않아도 된다. 다른 사람 돌보기를 좋아하는 사람이라면, 물론 훌륭한 자질이지만, 이제는 자신도 우선시할 때가 되었다. 당신은 멋지고, 충분히 행복할 자격이 있다. 스스로 돌볼 가치가 있을 뿐만 아니라 이러한 태도는 가장 건강하고, 가장 오래, 가장 행복한 삶을 사는 데 필수적이다.

# 호흡하기

나에게 건강 기법을 하나만 고르라 한다면, 바로 '올바른 호흡'일 것이다. 여기서는 "올바른"이라는 말이 핵심이다. 우리는 살면서 매초마다 호흡하고 있지만 흔히 얕고 빠르게 숨을 쉬는 통에 압박을 느끼기도 한다.

올바른 호흡은 몸과 마음에 도움이 되고, 건강한 몸과 마음을 가질 때 얼굴에 긍정적인 영향이 드러난다는 것이 증명되었다. 또한 명상을 도와주면서 현재에 충실하게 살고, 스트레스를 줄이고, 건강을 증진시킨다. 규칙적으로 심호흡을 할 때 얻을 수 있는 몇 가지 이점이 있다.

1. 에너지 수준 향상
2. 기분 개선
3. 긴장 이완
4. 불안감 및 우울감 감소
5. 통증 및 긴장 완화
6. 몰입력과 집중력 향상
7. 심장 기능 향상
8. 스트레스 관련 증상 감소
9. 스트레스성 표정 주름 개선
10. 염증 감소

## 제대로 숨 쉬는 방법

한 손은 가슴에, 한 손은 배에 놓고 지금 호흡하는 방식을 알아차리는 것으로 시작한다. 어느 손이 더 움직이는가? 가슴에 얹은 손이 더 움직인다면 호흡이 너무 얕고 어쩌면 너무 빠를 수 있다. 또한 자신이 주로 입으로 숨을 들이쉬고 있다는 것을 알아차릴 수도 있다.

부드럽게 입을 다물고 코로 숨을 깊게 들이쉬고 나서 천천히 코로 숨을 내뱉는다. 호흡이 최대한 느려질 때까지 계속 호흡한다. 들이쉬는 숨에 복부가 차오르고 내쉬는 숨에 빠지게 한다. 숨을 들이쉬면서 배와 늑골이 팽창하는 것을 느껴보고, 배가 팽팽해지면 숨을 내쉬면서 갈비뼈와 흉곽이 편안해지는 것을 느껴보자.

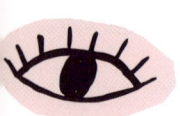
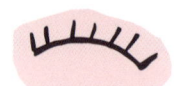

# 시각화하기

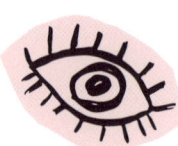

시각화는 모든 시각, 청각, 후각, 느낌을 마치 지금 여기서 일어나는 것처럼 마음을 이용해 상황을 상상하는 것이다. 휴식을 취할 때나, 목표를 성취할 때, 집중력과 동기부여가 필요할 때 도움이 되고 심지어 불안과 두려움도 줄일 수 있다.

그렇다면 시각화는 어떻게 하는 것일까? 사실 과정은 매우 간단하다.

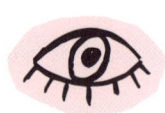

자신의 침대를 상상해보자. 어떤 색이고 어떤 재료로 만들어졌는지 생각하는 것이다. 침대 시트의 질감을 생각해보자. 베개에 머리를 얹고 몸을 매트리스에 파묻는 기분이 어떤지 상상해보자. 몸에 닿는 커버의 느낌, 침대 향기, 방의 온도를 떠올려라. 전부 느껴지는가? 그렇다면 지금 시각화하고 있는 것이다!

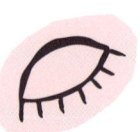
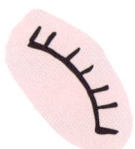

## 매력적인 피부를 위한 시각화

페이스 요가를 하면서 검증된 시각화의 효과를 활용하면 매력적인 피부를 만드는 데 도움이 될 것이다. 적어도 일주일에 한 번은 앉거나 누워서 원하는 피부로 거듭난 자신을 시각화하자. 매끄럽고 탄력적인 탄탄한 얼굴을 떠올린다. 눈에는 총기가 가득하고 건강함이 묻어난다. 피부에는 광채가 나고, 생기가 넘치며, 윤기가 흐른다. 개선하고 싶은 부분을 바꾸고 싶었던 모습으로 시각화한다. 만일 쓰거나, 그리거나 혹은 거울을 보면서 하는 것이 더 쉽다고 생각된다면 그렇게 해보자.

이제, 간혹 이 활동을 하면서 부정적인 감정이 떠오르는 것을 발견할 것이다. 원하는 모습이 불가능하거나 이룰 수 없다고 말하는 자신을 마주할 수도 있다. 자신의 얼굴을 현재와 다른 모습으로 보는 게 어렵다고 생각할지도 모른다. 하물며 실패에 대한 만반의 준비를 하거나 스스로 목표가 너무 높다고 말할 수도 있다. 하지만 걱정하지 말고 최대한 편안한 마음으로 시각화해보자. 정말 원하는 피부를 가지게 되면 어떤 기분일지 느껴보려고 노력해야 한다. 이러한 감정들을 더욱 강하게, 더욱더 현실적으로 느끼려고 해보자. 페이스 요가 방법론의 진정한 본질은 기분이 좋아지는 것이고 이러한 기분을 시각화하는 것 역시 중요하다는 것을 기억하자.

# 좋은 자세

좋지 않는 자세는 목과 허리 통증부터 두통, 수면 문제까지 모든 것과 연관되어 있다. 이 모든 것이 얼굴의 건강과 피부의 외적인 모습에 영향을 미친다. 21세기의 한 현상인 "테크 넥 teck neck"은 휴대폰과 컴퓨터 사용이 증가하면서 발생했다. 이로 인해 목에 주름이 생기고 목의 피부가 느슨해지며, 턱에 긴장이 생기고 근육이 굳는 등 혈류에 이상이 생긴다.

## 자세 개선 방법

1. 휴대폰에 집중할 때 머리나 목 아래보다는 얼굴 앞에 휴대폰을 두고 사용한다.

2. 손을 쓸 필요가 없는 핸즈프리 전화 도구를 사용한다.

3. 눈은 화면 중간 높이, 다리는 90도 각도, 등은 곧게 세워지도록 책상 높이를 바꾼다.

4. 매일 운동을 통해 코어 힘을 키우고 아랫배 근육을 단련하여 등허리를 보호한다.

4. 목, 등, 어깨, 엉덩이는 매일 스트레칭으로 당기고 풀어준다.

# 뷰티 수면

양질의 수면을 취하는 것은 페이스 요가 생활에 필수 요인이다. 하루에 7~9시간을 자면 피부를 최상의 상태로 보이게 해준다. 수면 부족으로 나타날 수 있는 눈에 띄는 징후는 눈 밑의 다크서클과 얇아지고 건조하고 헐거워진 피부의 상태다. 얼굴은 더 칙칙해 보이고, 잡티도 많아 보이고, 주름도 늘어져 보일 수 있다.

### 피부를 위해 수면해야 하는 10가지 이유

1   콜라겐은 우리가 잘 때 만들어진다.

2   잘 때 피부 세포가 재생한다.

3   잠을 잘 때 피부로 가는 혈류량이 증가한다.

4   스킨케어 제품은 잘 때 가장 기능을 잘 발휘한다.

5   잠을 자고 나면 표정이 한결 편안해진다.

6   잘 자면 스트레스 지수가 낮아진다.

7   피부는 잘 때 독소를 제거한다.

8   피부는 잘 때 염증성 변이에 동요하지 않는다.

9   잠을 잘 때 환경 활성산소의 영향이 더 적다.

10  잠을 자면 피부가 자연스럽게 죽은 세포를 벗겨낸다.

## 어떻게 하면 숙면을 취할 수 있을까?

잠들기 2시간 전에 모든 스크린을 끄는 습관은 잠들기 전과 잠자는 동안 지나친 정신활동을 차단하는 좋은 방법이다. 컴퓨터, TV, 핸드폰 화면에서 방출되는 블루라이트는 체내 시계에 부정적인 영향을 끼칠 수 있고, 잠들기 더 어려울 뿐만 아니라 수면의 질에도 영향을 준다.

베개에 라벤더 오일을 2~3방울 떨어뜨리면 몸과 마음이 편안해지고, 수면을 유도하는 데 아주 좋다.

규칙적인 시간에 잠자리에 들고 일어나는 습관은 우리 체내의 시계를 원활히 돌게 하는 데 도움이 된다. 몸은 9시경에 수면 호르몬인 멜라토닌 melatonin을 생산하기 시작하기 때문에 그때쯤부터 잠이 오거나 몸이 나른해지기 시작한다.

좋은 침실 환경을 갖추면 안정감을 높이는 데 도움이 된다. 이상적인 실내 온도는 섭씨 15도에서 19도 사이(화씨 59에서 66도 사이)여야 한다는 연구 결과가 있다.

취침 전 알코올, 카페인, 설탕과 같은 자극적인 음식을 줄이면 잠을 더 잘 자는 데 도움이 된다. 많은 사람들이 알코올이 수면을 유도하는 데 도움이 된다고 하지만 사실 알코올은 수면의 질을 떨어뜨리고 우리 몸이 밤새 원래의 상태로 회복하고 재생하는 것을 더 어렵게 만들기도 한다.

배가 고픈 상태로 잠들지 말자. 이상적으로는 잠들기 몇 시간 전에 간식을 조금 먹으면 이른 아침 시간에 혈당 수치가 너무 낮게 떨어지지 않도록 해준다. 그리하여 잠에서 깨어나게 해준다. 마찬가지로 육체는 음식을 소화하느라 너무 바빠서 일상적인 회복과 재생을 할 수 없기 때문에 많이 먹은 후에 곧바로 잠자리에 들지 않도록 한다.

따뜻한 물로 목욕하는 것은 수면을 돕는 입증된 방법이다. 목욕 후 몸이 식고 체온이 떨어지면서 우리 몸은 잘 준비를 한다. 몸의 순환 리듬 역시 체온과 관련이 있다.

우리가 사는 과정엔 충분한 수면을 요구하는 특정한 시기가 있다. 나에게는 두 아이를 모두 낳은 바로 다음 해였다. 밤에는 아이에게 젖을 먹이기 위해 깨어 있었고 주로 일찍 일어났다. 어쩔 수 없다는 것을 알았고 그저 아이들이 좀더 크기만을 기다려야 했다. 이 시기에 페이스 요가는 정말 많은 도움이 되었다. 지압과 호흡 운동을 주로 했는데, 밤에 잠에서 깨고 나면 다시 잠에 들 수 있게 도와주었다. 또한 아침에 잠이 부족한 피부에 생기를 불어넣기 위해 페이스 요가를 했다.

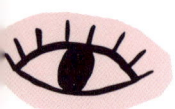
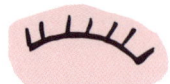

# 요가

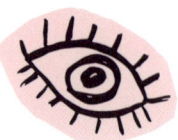

요가를 해본 적이 없다면 얼굴에 나타나는 직접적인 효과뿐만 아니라 몸과 마음에 피어나는 건강하고 행복한 효과(역시나 간접적으로 얼굴에 효과가 나타난다)로 인해 페이스 요가를 정말 잘 했다고 생각할 것이다.

요가 연습을 시작하기 전에 자신의 몸에 귀를 기울이고 고통스럽거나 불편함을 느끼면 어떠한 것도 하지 않는다. 건강상 문제가 있다면 페이스 요가를 시작하기 전에 의사와 상의한다. 다음 페이지에 동작 설명은 연습을 위한 단계별 가이드가 아니라 특정 자세가 자신에게 어떤 도움을 줄 수 있는지 소개하기 위한 내용이다. 전체 강의를 원한다면 경험이 많고 자격이 있는 지도자를 찾거나, 다니엘 콜린스 요가 앱 혹은 DVD를 통해 수련할 수 있다.

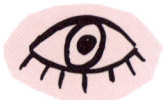

나는 요가를 "긴장 청소"라고 표현한다. 매번 요가가 끝나고 나면 에너지가 바뀌는 게 느껴지고 더 이상 마음, 얼굴, 몸에 도움이 안 되는 것으로부터 해방감을 느끼기 때문이다. 어떤 요가든 시작하는 순간 진정으로 내 자신이 되는 것을 느낀다. 요가를 처음 하는 사람이든, 경험이 많은 사람이든, 내가 요가를 통해 모두에게 바라는 점은 같다. 평온함, 마음챙김, 만족감이다.

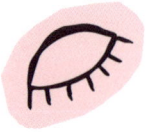
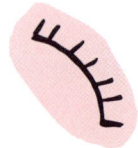

FACE YOGA  **158**

## 전굴 자세

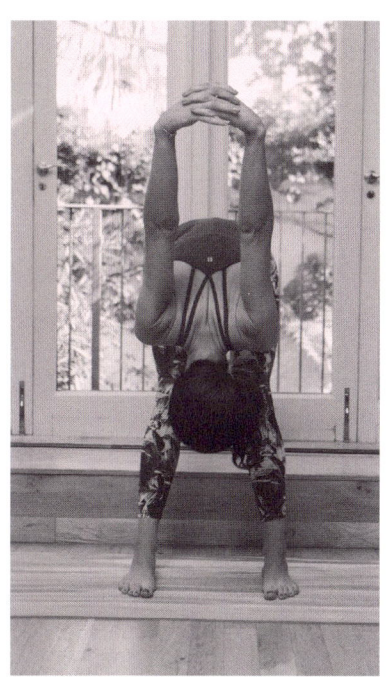

전굴 자세는 요가에서 진정시키는 자세로 알려져 있다. 많은 연구를 통해 요가가 스트레스와 불안을 낮추고 유연성을 향상시키는 데 도움이 된다는 것이 증명되었다.

## 얼굴에 주는 효과

얼굴에 신선한 혈액, 산소, 영양을 공급하여 피부에 영양분을 주고 피부가 밝아지는 효과가 뛰어난 동작이다. 또한 머리, 얼굴, 목의 긴장을 풀어준다.

**TOP TIP:** 머리, 얼굴, 목을 부드럽게 다룬다. 무릎은 앞으로 구부리고 언제나 편하다고 생각되는 80% 지점에서 시작하고, 허리에 부담을 주지 않기 위해 최대치로 밀어내지 않는다.

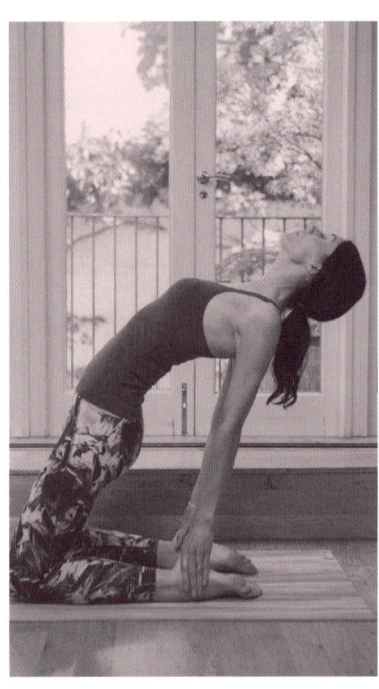

TOP TIP: 허리를 젖히기 전에 몸을 완전히 풀고 어깨가 귀에서 멀리 떨어져 있는지 확인한다.

# 후굴 자세

후굴 자세는 힘을 불어넣는 자세로 알려져 있다. 휴대전화, 소파, 컴퓨터로 인해 구부러진 자세에 균형을 잡는 데 아주 좋다. 후굴 자세의 놀라운 효과는 가슴과 폐를 완전히 팽창하여 깊은 복식호흡을 하게 해준다는 것이다.

## 얼굴에 주는 효과

목과 턱의 앞부분을 탄력 있게 해주고, 끌어올리며, 탄탄하게 해주는 아주 좋은 동작이다. 또한 어깨와 목의 긴장을 풀어주면서 얼굴 하단의 주름과 느슨한 피부를 개선하는 데 도움을 준다.

## 측면 늘리기

측면 늘리기 자세를 "공간 만들기" 포즈라고 부르길 좋아한다. 이 동작은 더 많은 자유와 흐름을 만들어 준다. 동작을 한 후 더 잘 움직이고, 더 잘 생각하고, 더 잘 숨 쉴 수 있는 공간이 생겼다고 느낀다. 요가는 주요 스트레스 호르몬인 코르티솔의 분비를 줄 일 뿐 아니라 전반적인 삶의 질을 높이는 데 도움을 준다고 밝혀졌다.

### 얼굴에 주는 효과

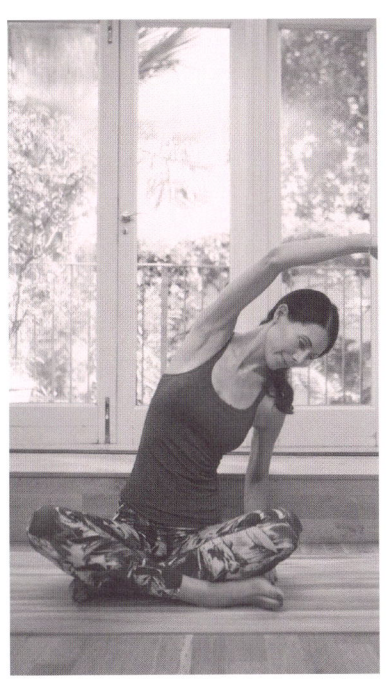

얼굴과 목 옆쪽 근육을 움직이게 해주고 리프팅 효과를 볼 수 있다. 또한 자세를 잡아주고 머리와 목의 긴장을 줄여준다.

**TOP TIP:** 몸의 한쪽은 항상 다른 쪽보다 더 강하고 유연하게 느껴지므로, 신체 내부의 자연적으로 생긴 불균형을 교정할 수 있도록 양쪽이 똑같이 움직이는지 전신 거울을 보면서 한다.

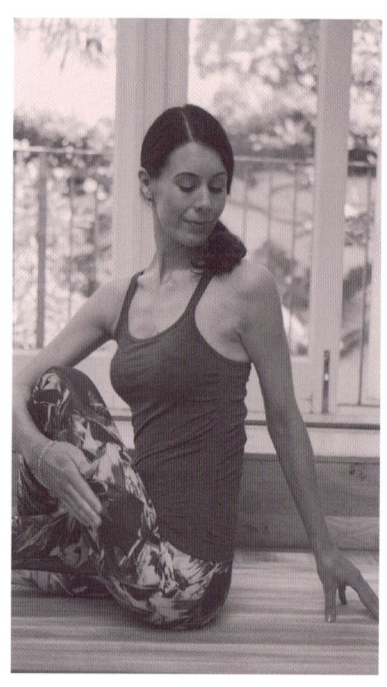

## 트위스트 포즈

디톡스라는 단어를 좋아하는 건 아니지만, 트위스트 포즈는 몸의 자연해독 과정을 완만하게 도와주기 때문에 디톡스 포즈라고 하는 게 가장 좋은 설명이 된다. 혈액 순환을 개선하고 효과적인 독소 제거에 도움이 되는 림프계를 강화하는 데 도움을 준다.

## 얼굴에 주는 효과

트위스트 포즈는 목과 어깨의 긴장을 푸는 데 상당히 도움이 되고, 이어서 얼굴의 긴장도 풀어준다. 얼굴 옆쪽에 근육을 사용하여 리프팅 효과를 주고 얼굴을 탄탄하게 해준다.

**TOP TIP:** 정말 흔히 이 동작을 하면서 어깨를 귀까지 들어 올린다. 잠시 멈추어 어깨를 내리고 목을 길게 빼준다.

## 역 자세

역 자세는 순환 포즈로 알려져 있다. 이 자세는 혈류를 원활하게 해주며, 연구에 따르면 통증을 완화하고 우울증과 같은 상태에 긍정적인 영향을 줄 수 있고 한다.

## 얼굴에 주는 효과

역 자세는 얼굴에 신선한 피와 영양분을 공급해서 피부를 즉각적으로 밝게 해주고 독소를 제거하도록 돕는다. 또한 눈 밑의 부기와 다크서클을 줄여주는 림프계를 개선하는 데 효과적이다.

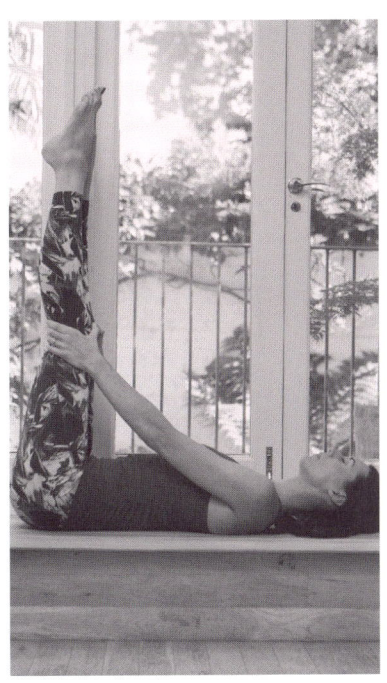

**TOP TIP:** 생리 중이거나 임신 중 또는 어떤 질병이 있다면 강한 역 자세는 피하는 게 최선이다.

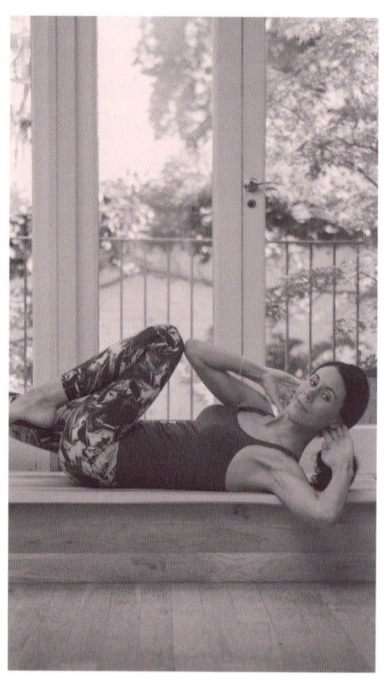

**TOP TIP:** 코어 운동을 하는 동안 타이트한 청바지 지퍼를 올리는 것처럼 아래 복근을 꽉 조인다.

## 코어 자세

코어 자세는 강한 포즈다. 강력한 코어는 나머지 신체부분을 지탱해준다. 요가가 강한 코어를 형성하는 데 도움을 주고 전반적인 지구력을 향상시킨다는 것이 입증되기도 했다.

## 얼굴에 주는 효과

규칙적으로 코어를 강화하면 등, 목, 어깨 건강을 증징시킬 수 있다. 이 동작은 자세를 개선하고 통증과 긴장을 완화해줌으로써 턱, 목, 입 부위가 굳는 것을 예방해준다. 코어 포즈를 하는 동안, 턱을 풀고 있는지, 눈썹에 힘을 주거나 이마를 찡그리지 않는지 확인한다.

## 밸런스 포즈

밸런스 포즈는 센터링 포즈로도 알려져 있다. 밸런스는 말 그대로 우리의 중심(코어)에서 비롯되었지만, 이러한 자세는 균형감과 집중력 끌어올리기도 한다. 밸런스 포즈는 마음챙김을 하게끔 돕는다는 증거가 있는데, 이러한 점들이 몸과 마음, 얼굴에 여러 효과로 나타난다.

## 얼굴에 주는 효과

얼굴 근육을 완전히 이완시키면서 한 지점에 초점을 맞추는 자세다. 얼굴을 살피고, 긴장을 풀고 예방하는 방법을 배우는 것이 표정 주름을 개선하는 비결이다.

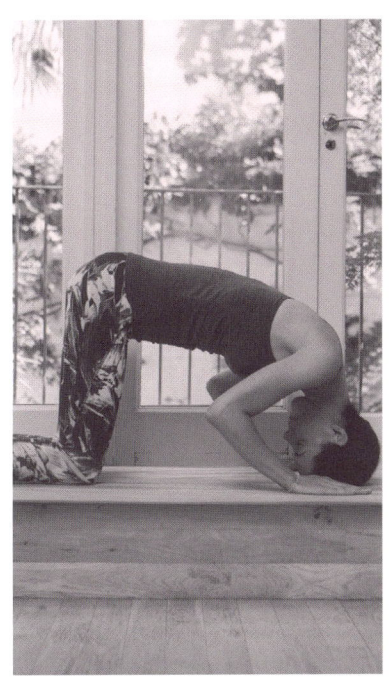

**TOP TIP:** 자세를 잡은 상태에서 눈 근육을 강화하기 위해 눈썹은 올리지 않고 눈만 크게 뜬다. 다른 모든 안면 근육은 긴장을 풀어준다. 그러면 긴장으로 생긴 주름이 깊어지는 것을 막을 수 있다.

# 마치며

당신이 최상의 모습을 끌어내는 데 이 책의 간단하고 효과적인 조언과 기술이 자극이 됐길 바란다. 여기서 나눈 모든 내용은 전부 오래 전 개인적이고 직업적인 경험과 열정에서 비롯된 것이다. 이 방법들을 삶에 접목시킨다면 몸 안팎으로 빛이 날 것이라고 확신한다.

나이 드는 것이 자랑스럽고, 내 자신이 자랑스럽고, 결실을 얻기 위해 열심히 노력하는 것은 자랑스러우니 페이스 요가를 하자. 매일 자신을 조금 더 사랑하기 위해 노력하고 나이에 맞는 최상의 모습을 느끼고 싶다면 페이스 요가를 하자. 빛나는 피부를 위한 놀라운 만능 상자와 건강한 몸과 행복한 마음을 가지고 싶다면 페이스 요가를 하자. 페이스 요가를 통해 얼굴뿐만이 아니라 영혼에도 힘을 불어넣을 수 있다는 사실을 기억하라.

많은 사랑과 빛이 비치길 바라며,
다니엘 콜린스

**하루 5분 얼굴 성형 운동**
# 페이스 요가 바이블

**초판 발행** 2019년 11월 18일 | **2판 1쇄** 2021년 9월 9일
**발행처** 프로제 | **발행인** 김영두 | **지은이** 다니엘 콜린스 | **옮긴이** 장슬기
**총괄** 현호영 | **편집** 권도연 | **디자인** 임지선
**주소** 부산시 수영구 광남로 160-1 | **팩스** 070.8224.4322
**이메일** proje@doowonart.com

**ISBN** 979-11-86220-43-6

**Danielle Collins' Face Yoga**
Danielle Collins
All rights reserved
Design and typography copyright (c) Watkins Media Limited 2019
Text copyright © Danielle Collins 2019
Photography copyright © Matt Lincoln and Christina Wilson 2019
First published in the UK and USA in 2019 by Watkins, an imprint of Watkins Media Limited
www.watkinspublishing.com
TRANSLATION COPYRIGHT © 2019 PROJE ALL RIGHTS RESERVED.

이 책은 저작권자와의 독점계약으로 프로제에서 출간되었습니다.
저작권법에 의해 한국 내에서 보호를 받는 저작물이므로 무단전재와 복제를 금합니다.